# LACAUNE

## SES EAUX MINERALES — SON CLIMAT

APERÇU

## SUR LEURS EFFETS THERAPEUTIQUES

PAR

## LE Dᴿ A. BRINGUIER

Medecin de la Maison centrale de Montpellier
et de la Compagnie des chemins de fer P L M
Lauréat (medaille d'or) de l'Académie nationale de medecine
Membre correspondant
de la Société nationale de medecine de Lyon
et de la Société de medecine et de chirurgie pratiques de Montpellier
Officier d'academie Chevalier de l'ordre de Charles III

**MEDECIN CONSULTANT A LACAUNE**

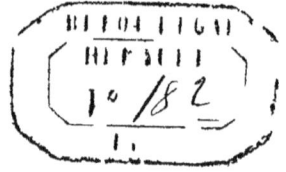

MONTPELLIER

IMPRIMERIE CENTRALE DU MIDI

( HAMELIN FRERES )

—

1885

# LACAUNE

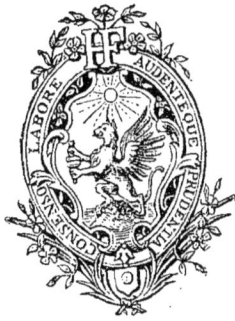

# LACAUNE

## SES EAUX MINÉRALES — SON CLIMAT

APERÇU

### SUR LEURS EFFETS THÉRAPEUTIQUES

PAR

## LE D<sup>R</sup> A. BRINGUIER

Médecin de la Maison centrale de Montpellier
et de la Compagnie des chemins de fer P.-L.-M.
Lauréat (médaille d'or) de l'Académie nationale de médecine
Membre correspondant
de la Société nationale de médecine de Lyon
et de la Société de médecine et de chirurgie pratiques de Montpellier
Officier d'académie, Chevalier de l'ordre de Charles III

**MÉDECIN CONSULTANT A LACAUNE**

MONTPELLIER

IMPRIMERIE CENTRALE DU MIDI

( HAMELIN FRÈRES )

—

1885

La réputation de l'Établissement thermo-minéral de LACAUNE-LES-BAINS remonte à plusieurs siècles. Limitée jadis au midi de la France, elle s'étend de jour en jour davantage et a nécessité dans cet Établissement des agrandissements et des modifications que justifie le nombre toujours croissant des malades attirés par les succès de ses eaux. La salubrité exceptionnelle du climat suffirait pour expliquer l'affluence des personnes qui viennent tous les ans demander la santé à cette contrée privilégiée. Mais il est important de faire connaître toutes les ressources thérapeutiques de la station thermale, et nous nous proposons de signaler ici les états pathologiques dans lesquels elles sont utilisées.

Dans tout traitement hydro-minéral, il faut considérer, indépendamment de l'action des eaux, d'autres influences qui s'exercent avec elle, la favorisent et la complètent. Ces influences, puisées dans les conditions hygiéniques et cosmiques au milieu desquelles vient vivre le malade, sont éminemment favorables au succès de la cure thermale ; elles consistent dans le repos de corps et d'esprit, la distraction, le bien-être général, et surtout l'alimentation, le climat, le degré d'altitude. L'influence du climat de Lacaune dans la cure hydro-thermale est incontestable, et le médecin sait qu'il peut toujours compter sur les effets hygiéniques et thérapeutiques de ce puissant modificateur, lorsqu'il s'agit de reconstituer l'organisme et de relever les forces.

Les eaux minérales, en général, doivent être rangées au nombre des agents thérapeutiques les plus puissants et les plus sûrs. Leurs éléments sont réunis et dosés par la nature, sous des influences inconnues et dans des conditions spéciales. Les substances fixes ou volatiles dont ces eaux sont chargées sont dues tantôt à la filtration de l'eau à travers les terrains où elles rencontrent des matières salines, tantôt à diverses forces électro-chimiques qui déterminent la dissolution de ces matières ou les produisent de toutes pièces. Les procédés artificiels ne peuvent imiter qu'imparfaitement la composition de ces eaux, et la médecine obtient par elles des succès qu'elle ne peut espérer des préparations officinales. Aussi la cure thermale a-t-elle une efficacité d'action bien supérieure à celle d'un traitement similaire institué à domicile.

D'ailleurs le principe curatif des eaux minérales ne réside pas toujours

1

dans la quantité, dans la dose absolue des éléments qui les constituent, mais bien, le plus souvent, dans le mode d'union et dans la proportion de ces éléments entre eux. C'est donc à la répartition et à la proportionnalité des substances minérales qu'est due leur valeur thérapeutique, bien plus qu'à la quantité du principe minéralisateur. C'est là ce qui donne à chacune des eaux minérales leur caractère spécial et, pour ainsi dire, leur individualité distincte. Il en résulte que, dans le traitement d'une même maladie, les eaux le plus fortement minéralisées ne sont pas toujours celles qui obtiennent le plus de succès, et qu'il est souvent préférable de s'adresser à celles dont le dosage des éléments, quoique moins élevé, est mieux approprié. C'est là une observation clinique qui ressortira du rapide examen que nous allons faire des eaux de Lacaune.

Les sites les plus pittoresques entourent l'Établissement thermal de Lacaune : hautes montagnes, ravins, cascades, forêts ombreuses et giboyeuses, offrent des motifs de promenades ou d'excursions et rappellent les paysages les plus attrayants des Pyrénées et de la Suisse.

Une administration intelligente, active, et qui ne recule devant aucun sacrifice en présence de la prospérité toujours croissante de l'Établissement, a su y joindre d'autres moyens de distraction que les baigneurs aiment à trouver dans les stations thermales : salon de conversation, théâtre, casino, billard, piano, journaux de Paris et de la province, gymnase, voitures, chevaux et ânes pour la promenade, etc.

# LACAUNE

Sur l'un des plateaux les plus élevés de la chaîne qui sépare les plaines du haut Languedoc de celles du littoral de la Méditerranée, à neuf cents mètres d'altitude, se trouve *Lacaune,* jolie petite ville du Tarn, assise parmi de grands arbres dans une riante vallée. A peu de distance ( un kilomètre environ), entouré d'un vaste tapis de verdure où s'étendent de frais ombrages, l'Établissement thermal de Lacaune offre, pendant l'été, aux touristes et aux baigneurs, ses richesses hydro-minérales. La pureté du climat, la fraîcheur de l'air et des eaux, ajoutent leur délicieuse impression au charme inexprimable qu'on éprouve en arrivant dans cette riante station thermale.

La réputation de Lacaune comme séjour d'été et comme *sanatorium* est généralement établie dans le midi de la France. On sait que, par le seul effet de son climat, les malades, les convalescents, les enfants affaiblis, enfin tous les sujets naturellement débiles ou accidentellement épuisés, voient en peu de temps leur appétit renaître, leurs forces se relever et leur santé se rétablir. Lacaune leur offre encore les ressources de ses thermes, de ses eaux minérales, dont nous allons démontrer l'utilité et l'efficacité dans un grand nombre de maladies.

## NATURE DU SOL

Au milieu de la vallée, dans une belle prairie, sourdent les eaux *thermales* de Lacaune (source Bel-Air). Elles émergent d'un terrain de transport et proviennent d'une roche sous-jacente qui n'est autre chose qu'un schiste satiné talqueux, appartenant aux terrains de transition (les siluriens probablement). Elles sont intimément liées à un épanchement d'amphibolites (1) que l'on remarque sur le coteau dominant l'établissement. Les montagnes environnantes sont constituées par les mêmes schistes métamorphiques que traversent de nombreux dykes de porphyre.

La source ferrugineuse, abondante, non thermale, jaillit dans un repli de terrain de la colline qui domine l'établissement et à 1,500 m. de ce dernier. Elle émerge des mêmes schistes satinés de transition, dans un sol dont la couleur rougeâtre lui a fait donner le nom de *source Rouge*.

## CLIMAT

Tous les hygiénistes ont reconnu que les climats tempérés sont les plus favorisés sous le rapport de la longévité humaine. Or Lacaune présente les caractères d'un climat tempéré dans ses conditions les plus heureuses. Le maximum de l'élévation thermométrique y est de 28° centig., et encore cette température est-elle très-exceptionnelle. La limite inférieure extrême de la colonne thermométrique est de — 10° ou — 12°

(1) Roches verdâtres composées de feldspath, de quartz et d'amphibole verte, qui en est l'élément principal.

centig. La moyenne d'hiver est de —2° ; la moyenne d'été est de + 19.

L'altitude de Lacaune caractérise son climat et contribue à lui donner cette fraîcheur et cette pureté d'atmosphère qui, dans l'été, font de cette station un séjour recherché, d'une salubrité exceptionnelle et toujours exempt d'épidémies.

L'hiver est long et rigoureux à Lacaune ; mais, pendant la belle saison, la température est toujours agréable dans cette contrée, où la nature semble avoir accumulé les richesses qu'elle prodigue aux pays les plus privilégiés. Attirés par la beauté du séjour ou par l'espoir d'une guérison prochaine, les touristes et les malades trouvent à Lacaune, à côté des plus poétiques sensations, toutes les ressources matérielles indispensables pour satisfaire les exigences d'un appétit qui a subi l'aiguillon de ce climat : viandes excellentes, gibier, poisson pris dans les eaux les plus vives, laitage exquis, fruits de toutes sortes.

La saison des pluies commence en novembre. Les vents dominants sont ceux du N.-O. et du N. Cette région, modérément humide, régulièrement aérée, présente les caractères de ce que les hygiénistes ont appelé climat *tonique excitant*. Une ventilation modérée, mais presque incessante, qui s'oppose constamment au séjour des effluves et des miasmes, y purifie le sol et les habitations. La fraîcheur des nuits, pendant la belle saison, se fait sentir jusqu'aux premières heures de la journée, et l'effet du rayonnement nocturne donne lieu à la production matinale de vapeurs légères, nuages blanchâtres qui se répandent dans la vallée et que dissipent bientôt les premiers rayons du soleil. L'atmosphère, au milieu du jour, devient d'une pureté, d'une transparence absolues. La fraîcheur des soirées est très-appréciable ; l'abaissement rapide de la température oblige, dès huit heures, les personnes qui ne sont pas acclimatées, à prendre quelques précautions pour en éviter les effets. Il est bon de ne pas s'exposer à l'air du soir sans se couvrir d'un vêtement de laine plus chaud que celui de la journée.

Sans doute les chaleurs de l'été se font sentir à Lacaune ; mais les surexcitations énervantes des ardeurs du Midi ne s'y produisent jamais, et les effets du soleil y sont toujours agréables ; il est d'ailleurs facile de s'y soustraire. Des arbres séculaires offrent partout leur frais ombrage, et les sentiers de la montagne sont presque tous protégés par de gracieux berceaux de verdure souvent impénétrables aux rayons du soleil. En quelques instants, on arrive sur des plateaux où l'air paraît encore plus subtil et la brise plus fraîche. Là surtout se produisent les effets physiologiques et thérapeutiques de l'air des montagnes : l'activité de la respiration, de la circulation et des fonctions digestives s'accroît, et un sentiment de bien-être général est la conséquence de cette excitation des fonctions organiques qui concourent à la nutrition.

Il résulte des conditions topographiques de Lacaune que la région est largement accessible aux rayons du soleil, à l'humidité et à l'air pur ; triple condition de la salubrité des climats et de la fécondité du sol. Aussi les grandes épidémies sont-elles inconnues à Lacaune, et les affections estivales du tube gastro-intestinal, qui font tant de victimes, surtout parmi les enfants, ne font-elles qu'effleurer le pays, alors qu'elles sévissent avec rigueur sur les populations de notre zone méridionale.

Au point de vue du climat, Lacaune appartient donc aux régions tempérées ; mais l'altitude lui communique un caractère de fraîcheur qui rapproche ce climat de celui des pays froids. La végétation de son sol permet de le classer dans la troisième catégorie des régions agricoles imaginées par Schown : celle du chêne et du hêtre.

« Dans ces régions évidemment privilégiées, dit Michel Lévy (1) la nature a réuni les conditions qui font l'équilibre de la santé et la plénitude de la vie ; on les appelle tempérées, et elles le sont sans monotonie, par l'effet total des contrastes atmosphériques de leurs saisons. De même la vie humaine y est tempérée, non dans la succession de ses phénomènes, mais par l'ensemble et les résultats de ses phases annuelles. »

(1) Michel Levy, *Traité d'hygiène publ. et priv.*, page 510 (1869).

# ALTITUDE

Lacaune est une station de montagnes dans la vraie accep-
tion du mot, c'est-à-dire joignant aux accidents du sol, si
favorables aux exercices physiques, une pression atmosphérique modérée. L'altitude de Lacaune à 900 m. a pour effet un
degré de pression barométrique qui joint son influence à
celle de la pureté de l'air qu'on y respire, pour déterminer
l'action physiologique et thérapeutique de ce climat. A une
pareille altitude, la colonne atmosphérique qui presse en tous
sens le corps de l'homme, étant moins élevée que celle qu'il
supporte au niveau des mers, il en résulte une légère diminution de pression dans l'acte respiratoire et, par conséquent,
une exhalation plus facile de l'acide carbonique à travers
les parois des capillaires contenus dans la membrane des vésicules pulmonaires. Débarrassé de ce gaz impropre à la vie,
l'organe pulmonaire, à chaque mouvement inspiratoire, ab-
sorbe plus aisément l'oxygène, dont l'acte comburant s'exerce
avec plus d'énergie et de régularité. En outre, la quantité
de vapeur d'eau contenue dans l'atmosphère donne à l'air de
ces régions une densité qui maintient le degré de pression
barométrique nécessaire à l'acte vital, et lui conserve ce pouvoir d'excitation normale si favorable à l'action des vésicules
pulmonaires. De là résulte une hématose plus parfaite et un
degré de stimulation dont l'heureux effet se repand dans l'organisme entier.

Les personnes qui sont nées dans ces régions et habitent
sous un pareil climat sont généralement douées d'un tempérament vigoureux, d'un état de santé régulier ; elles sont ap-
tes aux grandes fatigues, aux travaux prolongés. Celles qui
les habitent accidentellement ressentent bientôt les effets de
ces conditions climatériques : la respiration devient plus active,
l'appétit s'accroît, les forces renaissent. L'absorption de l'oxygène, principe vivificateur par excellence, détermine le re-
nouvellement de nos tissus usés et donne lieu à une sensation

de bien-être qui peut être constatée toutes les fois qu'on s'é-
lève à une altitude de 800 et 1200 m. environ. Au delà de ces
limites, le défaut de pression de l'atmosphère se fait sentir et
peut devenir nuisible.

## AÉROTHÉRAPIE

Lacaune, à 900 mètres d'altitude, avec les conditions d'humidité et de fraîcheur que nous avons indiquées, présente donc
les conditions atmosphériques les plus favorables à la production d'une bonne hématose, à la conservation de la santé et
à la guérison des maladies. Il est facile de comprendre quels
heureux effets peut déterminer l'action d'un tel climat sur un
organisme affaibli, épuisé par de longues maladies ou origi-
nairement débile. Quel meilleur auxiliaire dans le traitement
de l'anémie que cet air pur et excitant! Il active l'hématose,
il stimule l'appétit, facilite les digestions et renouvelle les forces en favorisant la nutrition. Aussi la confiance des médecins
et du public dans la station de Lacaune est-elle due autant à
l'influence salutaire de son climat qu'à l'efficacité de ses eaux.
Les malades, tous les étés, alors qu'ils n'ont rien à demander
à la médication hydro-minérale, viennent y abréger leur convalescence et rétablir en peu de temps leur santé. C'est surtout pour les femmes et les enfants que Lacaune est un *sanatorium* incomparable. Tous les ans, nous y sommes témoins
des transformations les plus heureuses, j'allais dire miracu-
leuses. Épuisées par des grossesses trop fréquentes ou des couches trop pénibles, ou bien par un allaitement trop prolongé,
les jeunes femmes anémiques ou chlorotiques viennent retrouver la santé sous ce climat bienfaisant.

De temps immémorial, Lacaune a été une station d'enfants.
Atteints d'une anémie native ou provoquée par une alimentation vicieuse ou insuffisante, affaiblis par un développement
trop rapide ou par une maladie grave, les enfants et les ado-

lescents éprouvent à Lacaune une rapide et surprenante transformation : les couleurs du visage renaissent, les chairs se raffermissent, une plus grande aptitude au mouvement se manifeste : c'est la vie qui reprend ses droits sur un organisme épuisé. Les jeunes filles, à l'âge de la puberté, alors qu'elles ont à subir la crise d'un développement difficile et dangereux, obtiennent les plus heureux effets de l'influence de ce climat. Leur chloro-anémie, en même temps combattue par les eaux de la *source Rouge*, ne résiste jamais à la double action de ces deux reconstituants, auxquels on peut encore joindre les ressources de l'hydrothérapie, parfaitement installée à Lacaune.

Dans une remarquable lettre adressée à M. le professeur Dujardin-Beaumetz et destinée au *Bulletin de thérapeutique*, notre regretté confrère, le docteur Caisso, de Clermont (Hérault), proclame l'efficacité du climat de Lacaune et de ses eaux. Parlant des bons effets du climat sur les convalescents de fièvre typhoïde ou de ces diarrhées estivales si fréquentes dans notre Midi et dont tant d'enfants sont victimes, M. Caisso ajoute : « Pendant l'été de 1878, nous eûmes à Clermont-l'Hérault une de ces épidémies si meurtrières pour les enfants. Ma fille était moribonde. Je l'envoyai à Lacaune. Après deux mois de séjour, on me renvoya mon enfant fraîche et rose, pleine de vigueur et de santé. »

Les plus jeunes enfants éprouvent avec une rapidité surprenante les effets bienfaisants du climat de Lacaune. Quelques jours suffisent pour rendre à la santé des enfants atteints d'anémie extrême. Nous en avons vu et nos confrères en ont constaté de nombreux exemples. Au mois de juillet dernier (1885), la famille P....., de Montpellier, se décida, sur les conseils du docteur Caisso, à envoyer à Lacaune son enfant âgé de deux ans. Ce pauvre petit dépérissait à vue d'œil. Atteint de dysenterie chronique, de fièvre persistante et de profonde anémie, il présentait tous les symptômes de la fièvre hectique.

Arrivé à l'établissement thermal de Lacaune, le 25 juillet, le seul traitement auquel il fut soumis fut l'aérothérapie. On le promenait matin et soir à l'air libre. Sa principale alimentation était l'excellent lait que fournissent les magnifiques vaches de l'établissement. Huit jours après son arrivée, l'enfant était moins abattu, son visage se colorait, ses yeux étaient plus vifs. Après un mois de séjour à l'établissement, M$^{me}$ P. pouvait ramener à Montpellier son enfant en plein état de santé.

Le même résultat a été obtenu pour l'enfant de M. F., négociant à Montpellier. Atteint de lienterie avec anémie à un degré très-avancé, cet enfant fut envoyé à Lacaune par M. le docteur Cellarier. Quelques jours après son arrivée, l'amélioration de son état était évidente, et la guérison complète a été observée en moins de vingt jours.

Nous pourrions multiplier les exemples et démontrer par les faits que, si le traitement par les eaux minérales est d'une grande puissance à Lacaune, le climat est aussi un facteur important dans l'action thérapeutique, et que, dans bien des cas, surtout chez les femmes et les enfants, l'influence du climat suffit pour rendre la santé aux organismes les plus épuisés.

# LES EAUX DE LACAUNE

AUTORISATION DE L'ÉTAT. — APPROBATION DE L'ACADÉMIE DE MÉDECINE

La station de Lacaune possède deux sources d'eaux minérales très-importantes :

1° La source Rouge;
2° La source Bel-Air.

L'eau de la *source Rouge* s'administre en boisson seulement. L'eau de la source *Bel-Air* est thermale ; elle est prise en boisson et s'emploie aussi en bains et en douches.

## EAU DE LA SOURCE ROUGE

Analyse de MM. Soubeiran et Massol, professeurs à l'École supérieure de pharmacie de Montpellier :

| | |
|---|---|
| Bicarbonate ferreux, | 0,044 |
| — de calcium, | 0,084 |
| — de magnésium, | 0,022 |
| — de sodium, | 0,052 |
| Chlorure de sodium, | 0,001 |
| Silice............. | 0,031 |
| Sulfate de sodium... | — traces |
| Matières organiques, | — traces |
| Principes fixes. | 0,234 |

Cette analyse démontre que l'eau de la *source Rouge* est ferrugineuse, alcaline, bicarbonatée, calcique. Elle contient une grande quantité d'acide carbonique libre.

*Propriétés physiques.* — L'eau de la *source Rouge* est froide
(7° cent. à la source), gazeuse, très-agréable au goût, légèrement piquante, d'une limpidité telle, que sa transparence
n'est jamais troublée; elle est inaltérable et ne décompose pas
le vin. Elle est pétillante et sans cesse traversée par des globules d'acide carbonique, surtout lorsqu'on l'agite. On peut
constater que, même après plusieurs mois de séjour en bouteille, le fer qu'elle contient (0,044 de protoxyde) n'a pas
laissé de dépôt, ce qui indique la parfaite dissolution du principe ferrugineux dans le liquide. Cette propriété très-importante permet d'expédier l'eau de la *source Rouge* toujours en
verre blanc. On en fait une exportation considérable. On prend
cette eau pure ou mêlée au vin; elle constitue une eau de table excellente, mais ses propriétés thérapeutiques en font une
eau minérale de première valeur. Ses principaux caractères
physiques : limpidité, inaltérabilité, saveur piquante, la font
rechercher comme eau de luxe.

*Propriétés physiologiques.* — L'eau de la *source Rouge* est très-
légère à l'estomac; c'est là une de ses propriétés caractéris-
tiques. Elle ne détermine jamais ni crampes, ni gastralgie,
comme certaines eaux ferrugineuses trop fortement minéralisées ; au contraire, elle facilite la digestion, fait naître ou stimule l'appétit et favorise les selles. Elle a aussi une action
excitante sur la sécrétion urinaire. Son action sur les fonctions
digestives est due au bicarbonate de chaux et de magnésie
ainsi qu'à l'acide carbonique libre qu'elle contient. Nous verrons les heureux effets qui en résultent dans le traitement de
certains troubles digestifs par atonie gastro-intestinale. Par
l'usage habituel de cette eau, les personnes en bonne santé
constatent un accroissement de leur vigueur organique, déterminé par l'absorption du fer et la suractivité des fonctions digestives.

*Propriétés thérapeutiques.* — L'eau de la *source Rouge* est tonique et reconstituante; elle est aussi digestive, légèrement
laxative et résolutive. Ces propriétés indiquent les nombreuses applications de l'emploi de cette eau en médecine.
    Au premier rang des maladies qui sont guéries par l'emploi

en boisson de l'eau de Lacaune (*source Rouge*) se trouvent l'*anémie* et la *chlorose*. Quelle que soit la multiplicité de leurs causes et la diversité de leurs symptômes, ces deux maladies peuvent être considérées comme un seul et même état morbide, constitué dans les deux cas par le même vice du sang : l'aglobulie. Elles guérissent par les mêmes influences : les toniques et surtout le *fer*. La chlorose n'est qu'une forme de l'anémie, avec perversion des actes nerveux et troubles utérins.

L'eau de la *source Rouge* produit les plus heureux résultats dans toutes les formes d'anémie et de chlorose, excepté lorsque cet état morbide est accompagné d'une dégénérescence organique, d'une cachexie trop avancée ou de l'épuisement sénile. Mais les principes alcalins dont cette eau est pourvue, et particulièrement le bicarbonate de chaux uni à l'acide carbonique libre, lui donnent des propriétés excitantes et reconstituantes, dont les bons effets se constatent surtout dans les maladies du tube gastro-intestinal, et notamment dans tous les cas liés à un certain degré d'asthénie et de débilitation.

Aussi voyons-nous guérir rapidement par l'usage de cette eau, et surtout lorsqu'elle est prise *sur place,* les gastralgies, les dyspepsies, si souvent liées à la chlorose, les diarrhées et dysenteries chroniques, dépendant d'une atonie intestinale, ainsi que la constipation entretenue par la même cause. Elle combat avec succès les troubles intestinaux liés à la débilitation paludéenne ; c'est ce qui la rend précieuse aux personnes qui ont habité les pays chauds, où la fièvre intermittente est endémique. Aussi dans nos colonies, où les bons effets de cette eau sont connus, est-elle très-demandée, surtout en Cochinchine, au Sénégal et sur la côte d'Afrique. Elle constitue une ressource très-appréciée des officiers de notre marine, et plusieurs grands paquebots en sont toujours abondamment pourvus.

Enfin les constitutions lymphatiques, les tempéraments scrofuleux, obtiennent de l'usage de cette eau une stimulation qui favorise les effets du traitement général auquel on les soumet. Ainsi s'expliquent les succès obtenus dans le traitement de certains engorgements glanduleux, de plaies atones, fistules anciennes, etc. En un mot, l'eau de Lacaune (*source Rouge*), prise en boisson, rend les plus grands services dans tous les cas d'anémie, de chlorose, de débilitation, d'épuisement, c'est-à-dire lorsqu'il faut rendre au sang ses éléments constitutifs les plus importants, lorsqu'il faut ranimer les forces et déterminer dans l'organisme une stimulation salutaire.

Examinons, au point de vue clinique, les résultats obtenus par l'emploi de l'eau de la *source Rouge* dans le traitement des maladies qui ont pour origine une altération des globules du sang : la *chlorose* et l'*anémie*. Nous verrons toutes les formes et manifestations symptomatiques de ces maladies recevoir une influence favorable de l'absorption de cette eau, et nous aurons occasion de démontrer que ce n'est pas toujours de l'abondance des principes minéralisateurs qu'il faut espérer la guérison des maladies, mais bien de l'heureuse association de ces principes et de leur parfaite solubilité.

## CHLOROSE

—

Les modestes limites que nous nous sommes imposées ne nous permettent pas d'entrer ici dans la discussion de la distinction à établir entre l'anémie et la chlorose. Disons seulement qu'un phénomène commun à ces deux états pathologiques, l'altération globulaire du sang, leur a fait donner le nom générique d'*aglobulie*. Cette altération consiste dans la diminution du nombre des globules rouges, et surtout dans la diminution de l'un des éléments constitutifs de ces globules : le fer.

Une perte abondante de sang détermine l'*anémie,* lorsque cette perte n'est pas bientôt comblée par les matériaux qu'apporte au sang une alimentation réparatrice. Mais il est une maladie inconnue dans son essence, bien que très-répandue, qui détermine spontanément dans le liquide sanguin une altération semblable à celle que produit l'hémorrhagie. Cette ma-

ladie, c'est la *chlorose*. Elle débute ordinairement à l'âge de la
puberté et est la conséquence d'une perversion de nutrition
déterminée par la croissance rapide de tout le corps, et surtout par le développement de l'appareil utéro-ovarien et de
ses fonctions.

Chez un grand nombre de femmes, l'époque de la puberté
est signalée par les plus violentes perturbations. L'établissement des fonctions utérines ne se fait qu'à travers les plus
grands obstacles. L'appareil génital devient alors le siége
d'une concentration de vitalité qui se fait au préjudice de
tous les autres appareils. De là des troubles plus ou moins
profonds et variés sur tous les points de l'organisme, qui sont
privés de l'influence nerveuse au profit du système repro-
ducteur.

Mais la chlorose peut se produire dans d'autres circon-
stances et par d'autres causes. Elle se déclare souvent chez
les femmes enceintes. Elle est toujours causée par une perversion ou une déviation de l'acte nutritif.

L'altération sanguine chez les chlorotiques est le caractère
essentiel de la maladie, et cette altération consiste dans la
diminution des proportions du fer contenu dans les globules.
« Le sang d'une chlorotique, — dit Trousseau (1), — est du
» sang moins ses propriétés vitales. Après la guérison par
» le fer, c'est du sang qui les a recouvrées sous l'impression
» de ce métal. »

Une médication tonique et principalement l'emploi du fer,
est le moyen le plus sûr d'obtenir la guérison de la chlorose.
Nous n'avons pas à rechercher ici le mode d'action des ferrugineux dans ce traitement ; nous en dirons seulement quelques mots. Ce qui nous intéresse surtout, c'est de constater
les heureux résultats obtenus par les eaux minérales naturelles ferrugineuses et d'établir que le mode d'action de ces
eaux dépend : 1° du degré de solubilité de la substance ferrugineuse qu'elles contiennent ; 2° des principes minéralisateurs
auxquels le fer est uni. Ce sont là des conditions essentielles
pour l'assimilation du principe curatif.

(1) Trousseau et Pidoux, *Traité de thérapeutique et mat. méd.*,
tom. 1, pag. 107 (Paris, 1862).

Faut-il considérer le fer comme un médicament directement absorbé et introduit dans le sang après modifications gastriques? Faut-il, avec Cl. Bernard (1), admettre que le fer possède une action purement tonique, dont l'effet principal sur les fonctions digestives et nerveuses est de perfectionner et d'activer l'innervation et la nutrition? Cette opinion se rapproche de celle de Trousseau (2), qui reconnaît au fer une action excitante, provoquant les propriétés hématosiques des vaisseaux et déterminant ainsi la formation des globules rouges. Ce qui nous suffit ici, c'est de constater que l'action du fer n'est pas douteuse : elle a été démontrée par les travaux de Tiedemann et de Gmelin, plus tard par Bruck et récemment par de nombreux travaux. Quelque minime et imperceptible que soit la quantité de fer introduite dans le sang par les préparations martiales, la chimie l'y retrouve, et dans des proportions qui se rapprochent d'autant plus de la normale que le sujet est plus près de l'état de santé. Stimulant les organes qui livrent au sang ses principes azotés, ainsi que les tissus qui président à la genèse des globules blancs, il détermine la transformation de ces corpuscules en globules rouges. Pour arriver à ce résultat, l'action tonique qu'exerce le fer sur les organes digestifs se joint à l'excitation hématosique qu'il détermine sur la paroi interne des vaisseaux. Les globules rouges, à l'état normal, contiennent une proportion déterminée de fer, qui leur est livrée par le *plasma*. Le fer introduit par le traitement n'agit pas en augmentant immédiatement la quantité de molécules ferriques préexistantes, mais en stimulant la formation de nouveaux globules contenant du fer.

La chimie physiologique démontre dans l'action du fer, non une influence purement chimique, mais une action vitale stimulante, qui imprime aux organes un degré d'activité dont le résultat est la reconstitution du sang. Le fer est un hématogène excitateur de la nutrition.

Le fer est donc, par excellence, le principe reconstitutif du sang. Soit que la chlorose se présente avec le cortége des

(1) Leçons faites au Collége de France ( *Union médicale*, 1854).
(2) *Loc. cit.*

symptômes qui peuvent l'accompagner, soit qu'elle ne se manifeste que par quelques-uns de ces symptômes, il faut aussitôt administrer l'agent précieux de reconstitution sanguine, sous la forme qui permet à l'estomac de la supporter le plus facilement et de l'absorber. Toutes les substances martiales sont plus ou moins absorbées et assimilées, même les moins solubles. Ces dernières reçoivent du suc gastrique une action chimique qui les rend solubles ; tels sont : le fer métallique, les oxydes de fer, les carbonates, etc. D'autres substances ferrugineuses arrivent dans l'estomac à l'état de solubilité parfaite, y sont absorbées sans élaboration gastrique préalable et immédiatement assimilées. De ce nombre sont : le lactate de fer, les tartrates, les chlorures, les iodures. Il en est de même de certaines eaux minérales contenant des substances ferrugineuses, rendues solubles par les principes auxquels elles sont associées.

On comprend que l'action du fer insoluble est plus lente, quelquefois presque nulle et souvent accompagnée de diarrhée, de douleurs gastriques, résultant de l'élaboration pénible exigée par l'absorption du médicament ; il en est de même lorsque la dose de la substance martiale est trop élevée. Cette difficulté qu'éprouve parfois l'estomac à tolérer et à absorber les préparations ferrugineuses se rencontre fréquemment chez les chloro-anémiques, dont l'appareil gastro-intestinal est souvent doué d'une sensibilité extrême et peut présenter les troubles nerveux les plus variés.

Dans ces cas, le médecin est parfois obligé de suspendre l'emploi du fer, pourtant si nécessaire à la chlorotique. Mais, lorsque le traitement par les substances martiales peut être administré, celles qui conviennent le mieux à cet état sont les eaux minérales caractérisées par un sel de protoxyde, tel que le carbonate, alors que ce sel est en rapport avec un excès d'acide carbonique. C'est cette excellente association qui constitue l'élément essentiel de l'eau de Lacaune (*source Rouge*). Non-seulement l'acide carbonique accroît le degré de solubilité du carbonate de protoxyde de fer, mais encore il imprime à la muqueuse gastrique une excitation qui favorise l'effort absorbant, en même temps qu'il agit comme un puissant sédatif du système nerveux gastro-intestinal.

L'action du fer par les eaux minérales est incomparablement supérieure à celle des préparations officinales, et doit être préférée dans le traitement de la chlorose toutes les fois que l'emploi de ces eaux est possible. Guidé dans le choix de l'eau minérale à prescrire par le degré de l'altération sanguine, l'intensité des désordres nerveux et toutes les conditions cliniques qui doivent régler le degré d'énergie du traitement, le médecin prendra surtout en considération la susceptibilité gastro-intestinale. Il s'adressera tantôt à des eaux fortement minéralisées, comme celles de Spa, de Bussang, d'Orezza ; tantôt à des eaux moins chargées de principes ferrugineux, mais tout aussi actives et plus faciles à tolérer, telles que l'eau de Lacaune (*source Rouge*).

Le rapide succès de cette eau, dans le traitement de la chlorose et de l'anémie (sauf certains cas que nous déterminerons) est dû à la parfaite tolérance des estomacs les plus débilités, les plus irritables, qui la supportent sans interruption pendant toute la durée du traitement. Les carbonates de chaux et de magnésie qui sont au nombre de ses éléments ajoutent à ses propriétés reconstituantes et la rendent digestive ; tandis que, par le volume d'acide carbonique libre qu'elle contient, elle produit sur l'estomac son effet à la fois excitant et sédatif. La proportion de fer est légère, mais elle est très-active, étant absorbée et assimilée en totalité. Contrairement aux eaux chargées de principes ferrugineux, peu solubles, qui laissent des dépôts dans le verre, sont lourdes à l'estomac et font naître la gastralgie et la diarrhée, l'eau de Lacaune apaise les troubles gastriques et intestinaux. Il suffit souvent d'en faire usage pour guérir en peu de temps des désordres nerveux de l'appareil digestif qui sont sous la dépendance de la chlorose ou de l'anémie.

L'*anémie*, considérée au point de vue le plus général (anémie et chlorose), est toujours déterminée par un excès dans les déperditions organiques ou un défaut dans les acquisitions. 1° Dans le premier cas, la déperdition étant très-considérable, excessive ; le sang ne peut recevoir la quantité suffisante d'éléments constitutifs, et la nutrition, bien que s'exerçant normalement, ne peut suffire à réparer les matériaux perdus. 2° Ou bien ces éléments constitutifs ne parviennent pas aux globules, par suite du défaut d'action des organes chargés d'élaborer les sucs nourriciers et de les transmettre aux vaisseaux absorbants. L'anémie est donc toujours un défaut de nutrition. Ces simples données étiologiques nous suffiront pour faire comprendre le rôle thérapeutique de l'Eau de Lacaune dans le traitement des anémies et des diverses formes de chlorose.

Examinons rapidement les symptômes de la chlorose. Cette maladie, qui se produit surtout à l'âge de la puberté, est extrémement commune chez la femme ; elle a été observée aussi chez l'homme, mais très-rarement. Certains caractères sont communs aux deux sexes; ce sont les suivants : état de faiblesse générale et d'abattement, coloration blanche cirée ou jaune verdâtre du visage, perte ou perversion du goût et de l'appétit, constipation, vertiges, syncopes, palpitations, essoufflement, bruit de souffle cardiaque et carotidien ; troubles divers du système nerveux : névralgies, migraines et phénomènes névrosiques variés, tels que langueur, mélancolie, hypochondrie, bizarrerie d'humeur, sensibilité morale exagérée. Tels sont les symptômes observés dans les deux sexes.

Mais, chez la femme, soit sous l'influence de l'évolution utéro-ovarienne déterminée par la puberté, soit par d'autres causes, des symptômes spéciaux se joignent à ceux que nous venons d'énumérer ; ils se rapportent tous à l'utérus et à ses fonctions. La menstruation, si elle existe, se suspend ou devient irrégulière, parfois très-douloureuse. Le sang perdu est pâle, rosé, quelquefois remplacé par un liquide muqueux ou séreux ; d'autres fois il est noirâtre et se produit avec une abondance extrême. La durée de la crise mensuelle peut être d'un jour seulement ou même de quelques heures; mais on peut la voir se prolonger pendant toute la moitié du mois et même davantage. Aux approches de la crise, et souvent pendant toute sa durée, la malade manifeste une grande excitabilité physique et morale. D'autres fois elle éprouve un abattement profond, qui résulte surtout des pertes trop abondantes. L'exaltation du système nerveux peut aller, chez la femme, jusqu'aux symptômes convulsifs de l'hystérie ; chez l'homme, elle se traduit par l'hypochondrie. Chez la première, ce sont les spasmes qui dominent.

Dans les deux sexes, la cause principale de la chlorose à la puberté est l'insuffisance de nutrition, par suite de la dépense de *plasma* sanguin, nécessaire à la croissance de tout l'organisme. Chez la femme, il y a en outre et surtout développement de l'appareil utéro-ovarien. Il en résulte une déviation de l'effort nutritif et de l'influx nerveux au profit d'un seul appareil. Si cette diperdition n'est pas suffisamment réparée, si les éléments qui constituent les globules rouges et qui résident dans le plasma, c'est-à-dire les principes azotés et ferrugineux, ne sont pas rendus au sang, la chlorose se produit.

Le principe curatif de la chlorose est donc celui qui livre au plasma l'élément indispensable à la régénération des globules sanguins. Ce principe, nous l'avons dit, c'est le fer. Mais toutes les formes dans lesquelles le fer est administré ne sont pas également efficaces; or il nous sera facile de démontrer ici, en nous appuyant sur les données physiologiques qui précèdent, que l'eau de Lacaune (*source Rouge*) est une des substances ferrugineuses les mieux appropriées au traitement de la chlorose, surtout lorsque cette maladie est produite par insuffisance de nutrition, comme dans la puberté.

Le travail de destruction continuelle qui se fait, à l'état normal, dans l'intimité de nos tissus, exige l'introduction d'éléments réparateurs, qui sont fournis au plasma du sang par les organes digestifs et lymphatiques. Il en résulte la production des globules rouges, créés au sein du plasma, et qui, dans l'acte de la respiration, sont ensuite vivifiés au contact de l'oxygène. Intégrité des organes digestifs et de leurs fonctions, efficacité du principe réparateur introduit dans le sang, telles sont les conditions indispensables pour obtenir la reconstitution des éléments vitaux.

Or nous savons que les substances minérales qui sont unies au fer dans l'eau de Lacaune exercent une action stimulante, dont l'effet sur les organes digestifs est de leur rendre ou de conserver l'intégrité de leurs fonctions. En outre, ces substances minérales : chlorure de sodium, carbonates de chaux et de magnésie, sont des principes qui existent dans le sang à l'état normal. L'eau de Lacaune les restitue au plasma avec le fer, et ces éléments, dont le liquide sanguin s'était dépouillé en partie dans les déperditions qui ont produit la chlorose, vont constituer de nouveaux globules et porter la vie et la santé dans un organisme épuisé.

### Thérapeutique de la chlorose à Lacaune

La thérapeutique de la chlorose, quoique basée sur l'emploi du fer, doit, pour être complète et efficace, recourir à d'autres éléments de traitement, et surtout s'appuyer sur une bonne hygiène. L'eau ferrugineuse, l'hydrothérapie, un excellent régime alimentaire et une aérothérapie fournie par le climat le plus pur et le plus stimulant dans des conditions d'altitude exceptionnelles, tels sont les moyens d'action thérapeutique qu'on trouve à Lacaune.

Dans le traitement de la chlorose, les préparations peu solubles de fer doivent, en général, être employées dès le début, et, d'ordinaire, les malades qui arrivent à Lacaune ont déjà commencé leur traitement par l'emploi de ces substances. Le motif qui guide le praticien en les prescrivant est d'éviter au malade les effets d'excitation générale trop brusque, et surtout d'irritation gastro-intestinale, que pourraient produire les préparations martiales solubles. Les symptômes de cette irritation du tube gastro-intestinal sont la gastro-entéralgie, la constipation ou la diarrhée ; ils obligent le médecin à prescrire l'aloès, la rhubarbe, le bismuth ou l'opium, concurremment avec le fer, et quelquefois imposent la suppression momentanée de toute préparation martiale.

Le traitement par l'eau de Lacaune n'entraîne jamais ces inconvénients, et présente bien des avantages sur les autres procédés de traitement par les ferrugineux. Nous savons quelle est la supériorité d'une eau minérale naturelle sur les préparations officinales ; nous savons aussi que, parmi ces eaux minérales, l'eau de Lacaune doit tenir l'un des premiers rangs, tant à cause de la solubilité de son principe ferrugineux que par son association à des éléments reconstituants et sédatifs. Le fer soluble, modérément dosé dans cette eau, n'est absorbé qu'en petite quantité et ne peut exercer sur l'appareil digestif les effets d'irritation dont vous venons de parler. La constipation n'est jamais la conséquence de son emploi ; au contraire,

cette eau facilite les selles sans exercer d'action purgative et
le malade n'éprouve jamais de gastralgie, à moins que cet
état ne soit un des symptômes de la maladie. La seule condition pour éviter l'irritation gastro-intestinale, c'est de procéder
avec méthode et par gradation dans l'usage de l'eau, et quelquefois de la mitiger.

Tels sont les motifs qui permettent aux personnes chlorotiques de boire l'eau de la *source Rouge* dès le début du traitement. Elles devront, dès le lendemain de leur arrivée à
Lacaune, prendre l'eau à la dose de trois verres. Si la maladie
a déjà déterminé des symptômes névralgiques de l'estomac ou
de l'intestin, il sera bon de n'administrer cette quantité de
liquide ferrugineux que par doses fractionnées. La malade en
prendra un verre à bordeaux toutes les trois heures ; encore
faudra-t-il, dans certains cas, mélanger l'eau avec du lait
chaud ou différents sirops. En peu de jours, la malade parvient
à supporter non-seulement trois verres ordinaires, mais encore cinq et six. Enfin, vers la fin de la deuxième semaine,
elle prend l'eau de Lacaune *ad libitum* à ses repas, et six ou
huit verres dans le courant de la journée. Par ce procédé,
on évite les troubles gastriques chez les personnes qui y sont
le plus prédisposées, l'appétit se réveille ou s'accroît, les selles
sont légèrement augmentées, les digestions sont faciles et le
sommeil de la nuit est plus calme. Pendant la période de
menstruation, l'usage de l'eau de la *source Rouge* ne doit pas
être interrompu.

*Hydrothérapie.* — L'hydrothérapie est un facteur très-important dans le traitement de la chlorose et un auxiliaire puissant de l'action du fer sur la nutrition. Parfaitement aménagée
à Lacaune, elle fournit aux malades toutes les ressources que
leur offrent les progrès de la science moderne. Mais il suffit,
pour les chlorotiques, d'une bonne percussion générale à l'aide
d'une eau à basse température. Quelquefois même on n'ira
pas jusque-là et l'on devra s'en tenir à la simple application
du drap mouillé ou du bain frais. Par ces procédés, l'activité
de la circulation, d'abord augmentée à la périphérie du corps,
se propage à tout le système sanguin ; le système nerveux
végétatif, tonifié et calmé, remplit ses fonctions avec plus

d'énergie, et la nutrition s'accomplit régulière et réparatrice.

Donc, à moins de contre-indication, les malades prendront
tous les jours soit un bain frais, dont le médecin déterminera
la durée, soit une douche froide. Dans certains cas, on les rem-
placera par l'application du drap mouillé. Une tasse d'infu-
sion aromatique chaude ou une boisson légèrement alcooli-
que prises immédiatement après la douche, une promenade
modérée, quelques exercices gymnastiques, tels seront les
moyens d'obtenir une réaction franche et complète, condition
indispensable de tout traitement hydrothérapique.

Dans les cas ordinaires de chlorose, la douche est administrée à la température de 10° centig.; mais, pour les malades
craintifs ou trop impressionnables, on peut procéder graduel-
lement et commencer par l'emploi d'une eau légèrement
chauffée à 22° par exemple, et dont la température sera abaissée d'un degré tous les jours. On arrivera ainsi à faire usage
d'une eau à 10°, température suffisante, mais qui peut encore
être abaissée pour les personnes habituées aux ablutions
froides en toute saison, et pour les malades dont le lymphatisme exagéré et le faible degré d'impressionnabilité nerveuse
exigent une secousse énergique pour fournir une réaction
suffisante.

La durée de la douche doit être de 30 à 50 secondes; la
moyenne de 40 secondes est la durée habituelle, qui peut être
abrégée chez les sujets trop impressionnables. La percussion
doit être énergique; c'est un moyen d'abréger la durée de la
douche, en rendant la réaction plus facile et plus prompte. Le
traitement hydrothérapique peut être employé chez les sujets
les plus anémiques et les plus débiles. Le succès en est toujours certain si la réaction est complète, et c'est le meilleur
adjuvant des traitements par les ferrugineux, dont il facilite
l'absorption en excitant les actes nutritifs. La combinaison de
ces deux moyens thérapeutiques, secondée par l'influence
de l'admirable climat de Lacaune, nous permet de constater
tous les ans les résultats les plus heureux et parfois les plus
inespérés. La durée du traitement hydrothérapique est variable. Les malades s'y prêtent facilement et réclament bientôt
l'abaissement de température de l'eau. L'application de la

douche devient pour eux une agréable habitude, à laquelle ils ne renoncent qu'avec peine.

L'application du *drap mouillé* est moins énergique que la douche ; c'est un moyen de transition qui permet d'habituer le malade au contact de l'eau froide. Cette application doit toujours être suivie de rudes frictions sèches, jusqu'à réaction complète.

*Aérothérapie.* — Ce que nous avons déjà dit du climat de Lacaune et de l'aérothérapie nous dispense d'entrer ici dans de longues considérations sur les effets de ce climat, dans le traitement de la chlorose et de l'anémie. Je me propose néanmoins de démontrer qu'après l'action de l'eau minérale, il n'est pas d'agent curatif plus puissant que ce climat dans le traitement des anémies. Nous avons constaté la favorable influence d'un léger degré d'humidité de l'air joint à une ventilation modérée, régulière et presque constante. Nous avons ajouté, — et c'est là un point sur lequel il faut insister, — que ce qui caractérise le climat de Lacaune, c'est son degré d'altitude.

Cette altitude de 900$^m$ détermine une légère diminution de pression atmosphérique, qui exerce une action directe sur l'hématose et la composition du sang. Elle augmente le dégagement de l'acide carbonique dans la respiration, et active la combustion sanguine en favorisant l'accès de l'oxygène. D'une part, les effets incisifs et apéritifs de la fraîcheur du climat excitant l'appétit et favorisant les fonctions digestives ; d'autre part, le degré d'altitude exerçant, comme nous allons le démontrer, une action d'épuration sur le sang, qu'elle débarrasse d'un principe nuisible ; tel est le double effet curateur du climat de Lacaune, exerçant une influence directe sur la nutrition et sur la production des globules rouges.

Le sang n'est pas seulement composé de solides et de liquides ; il contient aussi des gaz à l'état de dissolution. L'oxygène est contenu en grande partie dans les globules rouges, sur lesquels il se fixe, et, en plus faible proportion, il est dissous dans le liquor. L'acide carbonique est en totalité contenu dans le sérum, partie en dissolution et partie en combinaison avec les carbonates alcalins, qu'il transforme ainsi en bicarbonates.

Cet acide carbonique qui est contenu dans le sang veineux est un produit excrémentitiel qui doit être rejeté au même titre que les sueurs, l'urine, etc. C'est un gaz impropre à la vie, non toxique, mais encombrant. Il empêche l'action de l'oxygène et s'oppose ainsi aux actes de combustion intime. Transporté dans le courant de la circulation veineuse, il détruit en partie l'action reconstituante du sang, dont il diminue la somme des éléments réparateurs. Dans l'expiration, ce gaz est expulsé, et sa dispersion est d'autant plus facile et abondante que la pression atmosphérique est plus légère.

Le degré de pression barométrique et, par conséquent, le degré d'altitude des régions habitées, exerce donc une grande influence sur l'acte de la respiration, relativement à l'absorption de l'oxygène et à l'exhalation de l'acide carbonique. Au niveau des mers, la hauteur barométrique est de 76 centimètres et représente la hauteur normale sous laquelle nous vivons, variable de quelques millimètres seulement. Les hommes que leur profession oblige à vivre dans les entrailles de la terre éprouvent les effets d'une pression trop forte, tandis qu'elle est insuffisante pour ceux qui s'élèvent à une trop grande hauteur. Mais, dans les deux cas, le résultat est le même : c'est l'anémie causée par un excès d'acide carbonique dans le sang.

Pour le mineur qui habite les plus grandes profondeurs souterraines, la pression atmosphérique plus considérable s'oppose à la sortie de l'acide carbonique, et il en résulte une surcharge de ce gaz dans le sang. C'est là une asphyxie lente, dont le premier effet est l'anémie.

Ceux au contraire qui s'élèvent à de trop grandes altitudes, par exemple au-dessus de 3,000$^m$ (Quito, Mexico), éprouvent les effets d'un défaut de pression et deviennent également anémiques. L'air raréfié ne leur fournit plus la quantité d'oxygène nécessaire à la combustion de l'acide carbonique contenu dans leur sang. La respiration devient plus fréquente, gênée ; l'hématose est insuffisante et la nutrition se fait mal.

Mais l'homme qui séjourne à une hauteur de 8 à 1.200$^m$ se trouve placé dans des conditions moyennes qui sont les plus avantageuses pour les fonctions de respiration et de nutrition, et d'où résulte l'exhalation plus facile de l'acide carbonique et l'oxygénation plus complète des globules rouges du sang, c'est-à-dire leur artérialisation. Ce sont là les conditions dans lesquelles on se trouve quand on habite la station de Lacaune; elles donnent au climat son caractère tonique et toutes ses propriétés salubres.

On voit combien est complet à Lacaune le traitement des anémies en général, et particulièrement celui de la chlorose. Trois principes essentiels et des plus puissants contribuent à reconstituer le sang et à relever les forces : d'une part, en favorisant l'action des organes préposés à l'acte nutritif ; d'autre part, en apportant à ces organes les éléments de nutrition les plus indispensables à la vie et à l'équilibre de ses fonctions: la santé. Nous n'hésitons pas à reconnaître que l'eau et le climat de Lacaune doivent être rangés parmi les moyens de traitement les plus efficaces dans la chlorose et l'anémie.

Une bonne alimentation est le complément indispensable de la cure par les moyens thérapeutiques que nous venons d'énumérer. On pourrait même la placer en première ligne comme moyen de reconstitution sanguine, s'il ne fallait donner le pas aux toniques, qui agissent directement sur les fonctions digestives et mettent les organes en état de recevoir et d'élaborer les principes nutritifs alimentaires. Le but de l'alimentation est l'assimilation, et, sous ce rapport, les idiosyncrasies sont aussi variées que le goût est capricieux chez les chlorotiques. Il faudra donc que les malades choisissent les aliments qui conviennent le mieux aux exigences de leur estomac, ceux qu'ils digèrent le mieux. Bien qu'il ait à leur indiquer les conditions d'un régime réparateur et reconstituant, le médecin permettra aux malades les aliments qui s'accordent le mieux avec leurs facultés digestives, fussent-ils même en opposition avec les règles admises de l'hygiène. Il est bien entendu que cette condescendance ne dépassera jamais des limites sages et prudentes.

Comme principes généraux d'alimentation régulière et nutritive, on doit recommander aux malades les viandes de bœuf, de mouton et de veau, rôties et saignantes. Elles contiennent le plus de principes nutritifs azotés, et sont rapidement digérées et assimilées. Aux estomacs nerveux et délicats, on servira les volailles, le poisson léger, les œufs frais.

Lacaune offre aux malades et aux visiteurs le régime mixte le plus heureusement combiné, et leur présente, sous la forme la plus attrayante, tous les principes essentiels de nutrition azotés et hydro-carbonés. Mais sur toutes ces substances un choix doit être fait, et c'est le médecin qui guidera ce choix.

## Des Diverses Manifestations de la chlorose

La chlorose, que nous avons considérée dans l'ensemble de ses éléments symptomatiques, peut ne se manifester que par l'apparition de quelques-uns de ses symptômes.

Examinons rapidement, au point de vue du traitement par l'eau de Lacaune (*source Rouge*), ces manifestations symptomatiques partielles, qui présentent la maladie comme incomplète et la rendent parfois méconnaissable.

*Troubles circulatoires.* — Les palpitations, le bruit de souffle, joints à la décoloration de la peau, à la faiblesse générale, peuvent être les seuls symptômes de la maladie, et, dans certains cas, pourraient en imposer pour une maladie de cœur. L'usage de l'eau de Lacaune suffit alors pour lever tous les doutes; car, sous son influence, le sang se reconstitue, les palpitations disparaissent, les bruits cardiaques et carotidien deviennent normaux, et la couleur de la peau renaît. L'exercice à l'air libre et l'alimentation achèvent la cure.

*Accidents nerveux ; névralgies.* — Parmi les symptômes les plus habituels de la chlorose, il faut citer les névralgies ; elles sont à peu près constantes. Le plus souvent fixées sur le trajet du nerf de la cinquième paire ou de ses rameaux, elles ne siègent ordinairement que sur un seul côté de la face, et la douleur se fixe sur le front, le sourcil, les régions temporale ou malaire, etc. Quelquefois elle se déplace et se porte sur l'estomac, les régions intercostale, lombaire, ou sur le trajet du nerf sciatique.

Ces névralgies, qui affectent presque exclusivement les femmes chlorotiques, peuvent être confondues avec d'autres maladies, et, à défaut de symptômes concomitants qui pourraient éclairer le diagnostic, l'emploi de l'eau de Lacaune permettra de reconnaître la nature de la maladie. Cependant l'action de cette eau n'est pas immédiate, et il faut souvent recourir à l'emploi des calmants, de l'opium, de la quinine, pour dominer promptement la douleur. L'usage de l'eau martiale en combattra la cause élémentaire et en préviendra le retour; mais il ne faut pas oublier que la reconstitution du sang par le fer exige une certaine durée de traitement, et qu'il faut joindre à l'eau de Lacaune, dans les cas très-douloureux, l'action des sédatifs locaux et généraux.

*Gastralgie.* — La gastralgie, chez les chlorotiques, se manifeste par des douleurs plus ou moins vives de l'estomac après le repas. Elles sont ordinairement accompagnées de bâillements et de pandiculations. Néanmoins la digestion se fait bien; les selles sont rares, mais normales. L'appétit est variable, quelquefois vif. Parfois un sentiment de faim presque insatiable se produit : les malades voudraient manger à toute heure, et, même la nuit, elles sont obligées d'avoir des aliments à leur disposition.

Ces gastralgies chlorotiques, qui pourraient être confondues avec la gastrite chronique ou la gastralgie rhumatismale, ont pour caractère distinctif leur alternance avec d'autres névralgies, surtout celle de la face ou des nerfs intercostaux. D'ailleurs d'autres symptômes de la chlorose se produisent en même temps, tels que la leucorrhée, les pâles couleurs, etc.

Dans ces cas de gastralgie, l'eau de Lacaune (*source Rouge*) rend de grands services, tandis qu'elle est contre-indiquée dans la gastrite et dans les autres gastralgies. Il faut remarquer que la gastralgie chlorotique est très-persistante ordinairement; mais cette ténacité est plus facilement vaincue lorsque les malades, prenant l'eau de Lacaune sur place, joignent à son action directe l'influence du climat.

Les soins du régime ont la plus grande importance dans ces états névrotiques de l'estomac. Les substances alimentaires seront choisies de manière à satisfaire, non les sollicitations du goût ou d'une appétence trompeuse, mais les véritables besoins de l'économie. L'eau de la *source Rouge* sera administrée à faibles doses; encore faudra-t-il, dans certains cas, la mitiger avec du lait.

### Troubles de la menstruation

Les irrégularités et la suppression de la fonction catamé-
niale sont des symptômes très-fréquents de la chlorose. Ces
irrégularités consistent dans l'exagération, la diminution ou
la suppression du flux menstruel. L'*exagération* est quelquefois telle, qu'elle constitue une hémorrhagie considérable, soit
par la durée, soit par l'abondance de la perte de sang. Naturellement, elle augmente l'anémie et aggrave l'état chlorotique, si elle n'est bientôt réprimée.

La *diminution* notable de la perte menstruelle est souvent accompagnée de la *dysménorrhée* (règles douloureuses), état parfois compliqué de troubles nerveux généraux. Quant à la suppression totale (aménorrhée), c'est l'état le plus fréquemment
observé chez les chlorotiques.

Dans la dysménorrhée et dans l'aménorrhée, les règles sont
souvent remplacées par la *leucorrhée* (pertes blanches); c'est là
un symptôme souvent lié au lymphatisme et au tempérament
scrofuleux, et qui exige le même traitement que les états pathologiques dont nous venons de parler.

Tous ces troubles morbides d'une fonction si essentielle à
la santé de la femme sont ordinairement combattus par l'emploi des préparations ferrugineuses. Mais combien les eaux
minérales naturelles sont, dans ces cas, préférables à toutes les préparations officinales ! Par quels moyens pharma-
ceutiques pourrait-on remplacer l'influence du climat? Une
cure à Lacaune par l'eau de la *source Rouge* triomphe ordinairement de ces diverses formes de la chlorose, surtout si
l'on joint le traitement hydrothérapique à l'usage interne de
l'eau et à l'influence du climat. Dans tous ces cas, l'action
reconstituante de l'eau de Lacaune rend au sang ses éléments
indispensables, et le retour des fonctions utérines normales en
est la conséquence. Certains moyens secondaires de traitement pourront devenir nécessaires. Ainsi l'insuffisance des
règles exige l'exercice à l'air libre, le mouvement, quelques
infusions de tilleul ou d'armoise. L'aménorrhée, au contraire,
réclame le repos, les boissons froides et acidules. Dans la dysménorrhée, les calmants, les antispasmodiques généraux et

locaux, sont administrés conjointement avec l'eau ferrugineuse. La malade prendra aussi des demi-lavements laudanisés, ou bien des injections belladonées. Dans la leucorrhée, on joindra au traitement général les injections astringentes.

### La Chlorose dans la grossesse

Vers le cinquième mois de la grossesse, certaines modifications se produisent dans la composition du sang. Elles ont été constatées par Andral et par M. Cazeaux. Le chiffre des globules s'abaisse progressivement. On a observé que, vers la fin de la gestation, leur nombre, qui est de 120 à 130 à l'état normal, descend à 110, 100 et même jusqu'à 90. Par contre, le nombre des globules blancs augmente, et ce double phénomène s'explique par la nécessité où est alors la femme de fournir les éléments nécessaires à sa propre nutrition et de nourrir le fœtus qui se développe en elle.

La plupart des symptômes de la chlorose se produisent alors: accidents nerveux généraux, névralgies, palpitations, goûts dépravés, vomissements, etc.

Une cure à Lacaune n'est pas toujours possible dans ces cas; mais l'eau de la *source Rouge* prise à domicile lutte souvent avec avantage contre les désordres nerveux, diminue les palpitations et supprime souvent un des symptômes les plus pénibles : les vomissements spasmodiques.

### Stérilité. — Prédisposition à l'avortement.

Les femmes chlorotiques sont en général stériles. Les causes de la stérilité sont nombreuses; mais la plus fréquente est la chlorose, qui peut être modifiée ou supprimée par l'emploi thérapeutique des ferrugineux. L'ancienne réputation de Lacaune comme guérissant la stérilité ne peut s'expliquer que par les bons effets de son eau minérale dans le traitement de la chlorose.

La diminution des globules sanguins détermine un défaut de nutrition des ovaires et, par suite, un développement insuf-

fisant des ovules, dont la déhiscence ne se fait pas normalement et qui restent inaptes à la fécondation.

La prédisposition à l'avortement peut être déterminée par
la même cause. Le fœtus, ne recevant qu'un sang appauvri,
meurt avant le terme de la grossesse. Ou bien l'utérus, par
suite d'une nutrition insuffisante, ne peut suivre dans son développement les progrès du fœtus. Les fibres de l'organe utérin, très-distendues, se contractent alors, et l'expulsion du
fruit a lieu avant sa maturité.

Dans tous ces cas, tous les ferrugineux sont utiles, et l'eau
de Lacaune n'a pas une action spéciale. Mais nul moyen thérapeutique ne sera mieux approprié que celui qu'on trouve à
Lacaune par l'emploi de l'eau de la *source Rouge*, secondé par
l'influence du climat.

## ANÉMIE

Le but de ce travail étant essentiellement pratique, nous
n'avons à nous occuper ici que des anémies tributaires des
eaux et du climat de Laucane. Ainsi que nous l'avons fait
jusqu'ici, nous n'entrerons dans le champ des théories que
pour expliquer, autant que possible, les moyens d'action de
ces eaux et de ce climat.

L'*anémie* est la diminution dans la quantité normale des globules du sang, toujours causée par un excès dans les déperditions ou un défaut dans les acquisitions. On voit que cette
définition est exactement celle de la chlorose. Ces deux états
pathologiques se confondent si intimement, qu'il est impossible de les distinguer si ce n'est par quelques différences symptomatiques dues aux conditions spéciales du malade (sexe,
âge) et aux causes de la maladie.

L'enfance et le sexe féminin prédisposent à l'anémie ; mais,
parmi les causes occasionnelles, nous trouvons :

1° Excès dans les déperditions organiques : pertes de sang,
excès d'excrétion ou de sécrétion.

2° Défaut dans les acquisitions : privation de substance alimentaire, privation d'air pur.

### Anémies par excès de déperditions organiques

(A) *Anémies par pertes de sang.* - Toute hémorrhagie prolongée et surtout fréquemment renouvelée conduit à l'anémie. Les soustractions dans la masse du sang peuvent être promptement comblées, mais tous les éléments sanguins ne se reproduisent plus avec une égale rapidité. Les globules, qu'on peut considérer comme des organes élémentaires, exigent pour leur reconstitution un temps plus long et des matériaux plus nombreux que les autres parties du liquide sanguin. Ce dernier se reproduit d'abord dans sa quantité normale, mais non dans les proportions de ses éléments. Il en résulte un liquide séreux, pâle, défibriné, contenant une proportion de globules inférieure à celle de l'état normal : c'est le sang des anémiques.

Si les hémorrhagies ne sont pas trop souvent renouvelées et si elles n'ont pas porté une atteinte trop profonde à l'état des forces assimilatrices, il suffira, pour réparer le sang perdu dans toute l'intégrité de sa composition, d'une alimentation saine, substantielle et soutenue, d'un air pur et de l'emploi de quelques toniques analeptiques. Mais, si l'hémorrhagie est très-abondante, par exemple comme celles qui succèdent aux grandes opérations chirurgicales ou qui se produisent dans l'accouchement et à l'âge critique des femmes ; ou bien si elles sont trop souvent renouvelées, telles que les épistaxis causées par un état de faiblesse constitutionnelle ou acquise, toutes ces hémorrhagies déterminent un état d'anémie profonde, pour la guérison duquel les ferrugineux sont indispensables. Les plus grands désordres peuvent être la conséquence de cet état : troubles digestifs, troubles nerveux, émaciation, œdème et persistance des hémorrhagies, qui prennent alors le caractère passif et deviennent cause et effet de l'anémie.

Lorsque l'appétit est perdu, que les digestions sont lentes, pénibles, et que, par suite d'insuffisance des forces assimilatrices, la réparation des éléments sanguins ne se fait pas, une cure à Lacaune est d'une efficacité souveraine, à moins que l'hémorrhagie ne soit liée à une maladie de cœur ou à toute autre maladie organique grave. En quelques semaines, l'appétit renaît, les tissus se colorent et se raffermissent, et tout indique que la reconstitution du sang est complète.

(B) *Anémies par excès des sécrétions et des excrétions.* — Tous les liquides qui sortent de notre corps, — qu'ils soient produits par *excrétion*, comme l'urine, la sueur, les épanchements, séreux, ou qu'ils soient le résultat d'un travail de *sécrétion* : le lait, la bile, le suc gastrique, etc., — tous ces liquides sont fournis par le sang. Leurs éléments sont contenus dans le liquide sanguin, d'où ils sont portés au dehors, excrétés, soit directement comme la sueur ; soit préalablement déposés dans des cavités, comme l'urine et les épanchements hydropiques. Ou bien ces éléments constitutifs sont livrés à des glandes qui doivent élaborer les liquides organiques produits de la sécrétion. Par l'excès de ces excrétions ou de ces sécrétions, le sang est bientôt appauvri et les caractères de l'anémie ne tardent pas à se produire.

(c) *Anémie par lactation trop prolongée.* — Ainsi s'explique l'anémie par la ctation trop prolongée. Le lait est un produit de sécrétion qui contient à peu près tous les éléments du sang lui-même. S'il se produit dans des conditions normales et en quantité modérée, la femme ne subit aucune altération dans l'état de sa santé, et l'accomplissement naturel de ses fonctions maternelles se fait avec avantage pour la mère et pour l'enfant. Mais si la durée de l'allaitement est trop prolongée, ou bien si la sécrétion lactée n'est pas soutenue par de bonnes conditions d'hygiène et de santé, la femme ne tarde pas à s'épuiser et à présenter tous les symptômes d'une anémie plus ou moins complète.

Dans ces cas, les bons effets d'une alimentation substantielle, des préparations ferrugineuses, et surtout d'une cure par les eaux et le climat de Lacaune, ne tardent pas à être observés, et il est indispensable de recourir à ces moyens pour éviter à la malade les progrès d'un état déjà grave et qui pourrait devenir irrémédiable.

L'anémie causée par la *diarrhée chronique*, par la *spermatorrhée*, l'anémie par *excès de suppuration*, sont dues à une altération du sang dépendant d'une abondance exagérée d'excrétion. C'est par le même traitement qu'on peut obtenir leur guérison, si ces anémies ne sont pas liées à une altération organique profonde ou à un état cachectique trop avancé.

### Anémies par défaut dans les acquisitions

(A) *Anémies par privation de substance alimentaire.* — La privation d'aliments, étant la suppression plus ou moins complète des matériaux destinés à fournir les éléments constitutifs du sang, doit nécessairement amener l'anémie. Cette cause s'observe chez les personnes soumises aux exigences d'une diète rigoureuse (anémie des convalescents) et chez ceux qui s'imposent des jeûnes fréquents et prolongés. Il en est d'autres chez lesquels l'alimentation est presque impossible, par suite d'un trouble fonctionnel des organes digestifs (névrose de l'estomac, dyspepsie, anémie paludéenne). Enfin les influences morales prolongées, les chagrins, les fatigues intellectuelles, l'hypochondrie, amènent un état d'anémie et de dépérissement déterminés par cette cause matérielle qui est la perte de l'appétit et l'insuffisance d'alimentation.

Par l'action des nerfs grand sympathique et pneumo-gastrique, le cerveau exerce sur l'estomac et sur tous les actes nutritifs une influence qui se traduit par des troubles des fonctions digestives, lorsque le cerveau est moralement affecté ou soumis à des fatigues intellectuelles excessives. Les causes morales détruisent l'appétit et troublent les sécrétions gastrique et intestinale. L'inappétence est complète, les digestions ne se font plus, la pâleur, la faiblesse qui surviennent, indiquent que la nutrition languit par suite d'un défaut d'assimilation.

Dans tous ces cas, la première condition de traitement est la suppression de la cause, lorsqu'elle est possible. On s'efforcera surtout de modifier les conditions morales. Le malade devra cesser ses travaux intellectuels, se soustraire à ses idées sombres, aux ennuis qui l'obsèdent. Le changement d'habitudes, de résidence, les voyages, enfin tout ce qui pourra l'arracher au milieu qui lui rappelle ses chagrins ou lui impose ses labeurs intellectuels, telles sont les premières conditions de traitement ; car elles peuvent, en ramenant le calme d'esprit, permettre le retour des fonctions digestives et des forces d'assimilation.

Est-il besoin de dire quelle heureuse influence exercent le climat et les eaux minérales de Lacaune pour compléter le traitement des anémies produites par privation de substance alimentaire ? Le repos, la distraction, le calme de l'esprit, produisent un bien-être moral qui est le premier résultat du séjour dans cette station pittoresque, où les effets du climat disposent les organes à l'accomplissement régulier de leurs fonctions. Une alimentation appropriée et l'action de l'eau de la *source Rouge* complètent la cure. Il est évident qu'on ne peut espérer la guérison de certaines névroses de l'estomac qui dépendent d'une lésion organique ou d'un état cachectique. Dans ces cas, de même que dans l'anémie sénile et dans l'épuisement causé par la suppuration des grandes plaies strumeuses, on ne peut compter sur l'effet thérapeutique du fer, et par conséquent l'eau de Lacaune n'aura qu'une action bien restreinte. Mais, sous son influence, les fonctions digestives pourront être réveillées ; l'appétit sera excité par l'action du climat, et une amélioration temporaire pourra être obtenue. L'eau arsenicale de la *source Bel-Air* rendra d'importants services dans certains états diathésiques.

« Dans tous ces cas, — dit Trousseau, — le fer réussit moins que dans la chlorose ; néanmoins on ne doit pas négliger de l'employer, excepté dans les dyspepsies et les gastro-entéralgies, où, à peu d'exceptions près, il est plus nuisible qu'utile. » Le fer trouve son opportunité beaucoup plus dans la thérapeutique de la femme que dans celle de l'homme. Cela dépend de ce que la chlorose entre généralement pour quelque chose dans les anémies propres à la femme.

(B) *Anémies par privation d'air pur.* — C'est de l'oxygène absorbé dans l'acte de la respiration que les globules du sang reçoivent leur pouvoir excitant et vivifiant. Ce gaz, entraîné dans le cours de la circulation artérielle, va répandre la chaleur et la vie dans tous nos organes, dont il anime le fonctionnement normal. Mais lorsque, par un obstacle quelconque apporté à l'accès de l'oxygène, les poumons n'en reçoivent pas ou n'en apportent pas au sang la proportion nécessaire, un dépérissement lent et graduel s'empare de l'organisme et l'anémie se produit.

La cause directe de cette anémie est donc l'excès d'acide carbonique dans le sang. Or cet excès peut dépendre de ce que l'air respiré est trop chargé en acide carbonique, ainsi qu'on l'observe dans les centres de populations agglomérées. Il peut dépendre aussi d'une trop forte pression atmosphérique, qui, s'opposant à l'exhalation complète de l'acide carbonique dans l'acte de l'expiration, empêche la libre absorption de l'oxygène (anémie des mineurs).

Enfin le même résultat peut être produit par un défaut d'énergie dans l'action des muscles respirateurs, qui ne peuvent débarrasser suffisamment l'organe pulmonaire de l'acide carbonique qu'il doit expulser (asthme, emphysème pulmonaire, lésions traumatiques du thorax).

Les personnes qui vivent agglomérées dans un espace trop restreint, où l'air n'est pas suffisamment renouvelé, absorbent un air trop chargé d'acide carbonique, résultant de la respiration de chacun et imprégné des émanations corporelles qui proviennent de tous. C'est un air absolument délétère, nonseulement parce qu'il ne contient pas la proportion d'oxygène nécessaire à une parfaite combustion vitale, mais encore parce qu'il introduit avec lui des principes nuisibles. L'anémie qui résulte de l'absorption habituelle d'un air ainsi vicié s'observe chez les artisans qui travaillent dans des espaces clos, le plus souvent situés dans des rues étroites, obscures et mal aérées; chez les ouvriers des fabriques, entassés en trop grand nombre dans des usines et ateliers dont les produits mêlent à l'atmosphère leurs émanations malsaines.

Les exigences de la vie mondaine et les nécessités de certaines situations sociales exposent aux mêmes causes d'anémie les personnes qui vivent dans les conditions de fortune les plus élevées, et qui passent de fréquentes soirées dans les spec-

tacles, de longues nuits dans les bals. Il en est de même de
ceux qui restent trop longtemps absorbés dans leurs travaux
de bureau, dans leurs études de cabinet. L'anémie produite
par la même cause s'observe à plus forte raison chez les personnes qui se consacrent à la vie monastique et vivent dans
la réclusion.

L'appauvrissement du sang, l'anémie par défaut d'oxygène
dans l'air respiré, se manifeste chez un grand nombre de personnes qui vivent dans ces diverses conditions, mais surtout
chez les femmes et les enfants, dont l'organisme délicat et disposé au lymphatisme est plus facilement impressionné par les
causes d'affaiblissement. Les enfants longtemps retenus dans
les classes, les jeunes filles surtout, aujourd'hui si adonnées
aux études sérieuses, souvent aux dépens de leur développement physique, tous ceux en un mot dont les globules sanguins sont longtemps privés de l'influence vivifiante de l'oxygène et dont le sang n'est pas suffisamment artérialisé, ne
tardent pas à devenir anémiques.

Respirer un air pur et salubre, souvent renouvelé par une
ventilation légère, mais constante, l'air des hautes montagnes,
tel est le principal moyen de reconstitution des globules sanguins. Par l'absorption de ce principe vivifiant, il n'est pas
d'anémie profonde qui ne soit rapidement guérie, quand elle
est due aux causes que nous venons de signaler. C'est un
résultat d'observation journalière à Lacaune. En *peu de jours*,
des symptômes évidents indiquent la reconstitution qui s'o-
père : l'appétit renaît, les traits du visage s'animent et expri-
ment le bien-être qui résulte d'une vie nouvelle. Tout le corps
prend bientôt un aspect de vigueur et de santé : il est alerte,
disposé au mouvement, de même que l'esprit est plus vif, plus
porté aux idées gaies et aux sentiments heureux. Admirable
transformation qui est le résultat d'un surcroît d'activité vitale déterminé par la facile absorption d'une abondante quantité d'oxygène, apportée par un air pur et offrant toutes les
conditions de la salubrité la plus parfaite.

L'anémie ne peut longtemps résister à un pareil élément
de guérison, alors surtout qu'on peut y joindre l'action reconstituante de l'eau de la *source Rouge*, favorisée par un
régime analeptique bien ordonné.

# EAU DE LA SOURCE BEL-AIR

L'eau de la *source Bel-Air* est thermale ; elle s'administre en boisson, en bains, douches, injections, irrigations, etc.

Voici le résultat de l'analyse chimique de cette eau, faite par MM. Massol et Soubeiran, professeurs à l'Ecole supérieure de pharmacie de Montpellier :

| | |
|---|---|
| Bicarbonate de soude........ | 0,052 |
| Chlorure de sodium.......... | 0,039 |
| Sulfate de magnésie.......... | 0,053 |
| Bicarbonate de magnésie..... | 0,130 |
| Bicarbonate de chaux........ | 0,546 |
| Silice, alumine............. | 0,130 |
| Oxyde de fer............... | 0,005 |
| Arséniate de chaux.......... | 0,0006 |
| Lithine........ ............. | traces |
| Substances organiques........ | traces |

Débit de la source, 40,000 litres à l'heure.

Température, de 22° à 24° centig.

L'établissement thermal de Lacaune possède une installation balnéaire complète et confortable. Tous les traitements hydrothérapiques y sont administrés à l'aide d'appareils perfectionnés et offrant toutes les ressources de l'hydrothérapie moderne. Les douches générales et locales, chaudes et froides, les irrigations et pulvérisations, en un mot tous les traitements balnéaires et hydrothérapiques, y sont administrés par un personnel aussi actif qu'intelligent et dévoué.

L'importance thérapeutique de l'eau de la *source Bel-Air* est encore plus grande que celle de la *source Rouge,* en ce que la première possède une action plus multiple et peut-être plus énergique. Elle combat des états morbides plus variés, et lutte souvent avec avantage contre des états diathésiques qui avaient précédemment résisté à d'autres modes de traitement. Nous nous proposons ici, après avoir fait connaître les propriétés physiques et physiologiques de cette eau, de répondre aux questions suivantes:

1° Quelles sont les maladies dans le traitement desquelles on emploie avec avantage l'eau de Lacaune, *source Bel Air*?

2° Quel est le mode d'emploi de cette eau?

*Propriétés physiques.* — L'eau de la *source Bel-Air* est limpide, d'une saveur agréable, quoique légèrement styptique. Prise à la source, elle est d'une pureté parfaite. Sa masse est continuellement traversée par des bulles gazeuses d'acide carbonique. Transportée, elle ne se trouble pas. Elle constitue une eau de table agréable.

*Propriétés physiologiques et thérapeutiques.* — Il résulte de l'analyse que l'eau de la *source Bel-Air* est principalement caractérisée par le bicarbonate de chaux uni à une faible proportion de fer et d'arsenic, avec des traces de lithine. La présence de la lithine s'explique par la nature géologique du sol de Lacaune. Cette substance, qui se retrouve dans certains groupes d'eaux minérales à base alcaline, se rapproche beaucoup, par ses caractères chimiques, de la chaux et de la magnésie, principes alcalins prédominants dans l'eau de *Bel-Air*. Bicarbonates de chaux, de magnésie et de lithine, tels sont les sels alcalins qui donnent à cette eau un caractère thérapeutique très-important, et dont la présence de l'arsenic augmente encore la valeur.

Prise en boisson, elle agit sur l'organisme comme alcaline, fondante, digestive et reconstituante. L'eau de *Bel-Air* facilite la digestion sans jamais irriter les organes de l'appareil gastro-intestinal. Elle excite l'appétit et régularise les fonctions de l'estomac, du foie et de l'intestin. Prise à jeun, à la dose de trois verres, elle est légèrement purgative. Elle est aussi diurétique.

Les propriétés thérapeutiques de cette eau sont naturellement la conséquence de ses effets physiologiques. Elles varient d'ailleurs selon le mode d'emploi, en bains, en douches ou en boisson. Il en résulte une ressource très-importante et fort appréciée des médecins qui la mettent en œuvre et des malades qui en éprouvent l'action. Les principes minéralisateurs de cette eau y sont distribués à dose modérée, mais c'est assurément là ce qui fait sa valeur. L'heureuse association de ses principes alcalins lui donne des propriétés laxatives, fondantes et lithontriptiques, sans la rendre débilitante. Nous verrons cette action s'exercer dans les maladies des reins et de la vessie, dans celles qui dépendent de la diathèse urique, de même que nous constaterons les bons effets obtenus dans les troubles organiques ou fonctionnels de l'appareil digestif.

L'ensemble de ces éléments constitutifs, parmi lesquels nous trouvons l'*arsenic* pour une part infinitésimale, mais sensible, constitue un médicament altérant dont les puissants effets sont souvent constatés dans les diathèses et les états pathologiques qui réclament une modification profonde dans l'état général de l'économie. Tels sont : la scrofule, l'herpétisme, le rhumatisme, la goutte, la gravelle, etc.

---

## Effets thérapeutiques et mode d'emploi de l'Eau de la source Bel-Air.

La spécialisation thérapeutique de l'eau de la *source Bel-Air* comprend trois ordres de faits pathologiques se rapportant aux états diathésiques suivants :

1° *Lymphatisme* (scrofules, abcès froids, ulcères, fistules);
2° *Herpétisme* (dermatoses, maladies cutanées chroniques) ;
3° *Arthritisme* (rhumatisme, goutte, gravelle).

A ces états pathologiques il faut joindre certaines maladies des organes urinaires (catarrhe vésical, engorgement de la prostate) et les maladies utérines, lorsque ces maladies sont sous la dépendance de l'une des diathèses précédentes.

## I. LYMPHATISME — SCROFULE

L'affection scrofuleuse, quelle que soit l'expression symptomatique sous laquelle elle se produit, est promptement et pro-
fondément modifiée par l'emploi de l'eau de *Bel-Air* en bains,
en douches et en injections ; résultat considérablement favorisé
et activé par l'action altérante de cette eau prise en boisson.
Cet effet s'étend depuis le simple lymphatisme jusqu'aux lésions graves de la diathèse scrofuleuse.

Les lésions anciennes, soit osseuses (diaphysaires ou articulaires), soit lymphatiques (engorgements ganglionnaires, tumeurs blanches, abcès froids, ulcères, fistules, etc.), sont favorablement modifiées par le seul effet de quelques bains (12
à 20). Un état d'acuité légère en résulte sous l'action excitante
des premières immersions et applications locales. Bientôt après,
le volume des engorgements diminue, les surfaces suppurantes
se détergent, les trajets fistuleux tarissent et se ferment. D'in-
terminables lésions, des ulcères existant depuis plusieurs années, sont quelquefois guéris après une seule saison à Lacaune,
par l'effet des divers moyens combinés de l'emploi de cette eau.
Ces résultats ne sont pas toujours aussi rapides, mais ils sont
presque toujours certains, surtout si le malade boit de quatre
à huit verres par jour d'eau de *Bel-Air*, et si, après la saison
thermale, il continue à domicile son traitement par l'usage interne de la même eau, prise à la dose d'une bouteille par jour.

D'ailleurs ce traitement devra être encore favorisé par un
régime fortifiant : viandes saignantes, vin généreux, exercice
à l'air libre, etc.

L'action salutaire de l'eau de *Bel-Air*, dans toutes les affections qui dépendent de la diathèse scrofuleuse, résulte, d'une
part, de l'effet produit par la présence dans cette eau de l'arsenic, du chlorure de sodium et de la silice ; d'autre part, de
l'action reconstituante des carbonates de chaux et de magnésie, favorisée par une légère proportion de fer. « Loin de
fluidifier le sang, comme le font les sels de soude et de potasse,
— dit M. Constantin James(1), — les carbonates de chaux et
de magnésie contribuent, au contraire, à le reconstituer. »

(1) *Guide des eaux minérales,* 10e édit.

L'action tonique et reconstituante se joint ici à l'action altérante. Il y a donc modification dans la constitution du liquide
sanguin, en même temps qu'augmentation des globules et de
la plasticité du sang. Nous avons vu ce double effet modifier
de la manière la plus favorable les maladies dans lesquelles le
lymphatisme exerce une influence essentielle ou secondaire.
Ainsi s'explique par l'action de l'eau de *Bel-Air* la guérison
d'un grand nombre de maladies chroniques de la peau, de
l'utérus, etc.

### Observation I^re

Diathèse scrofuleuse. — M. R., de Castres, vingt-huit ans

Tempérament lymphatique, constitution affaiblie. État scrofuleux
général : engorgements strumeux des ganglions sous-parotidiens et
sous-maxillaires, avec cicatrices adhérentes et suppurantes. Pendant
une première saison passée à Lacaune, où le malade a séjourné trente-
cinq jours, l'eau de *Bel-Air* a été prise en boisson (six à huit verres
par jour), en même temps que les bains et les douches froides ont été
administrés tous les jours sans interruption. Une amélioration très-
évidente s'est manifestée dans l'état du malade peu de temps après
son départ de Lacaune, et a persisté jusqu'à la seconde saison thermale, qui a amené la guérison complète. Les engorgements glanduleux
n'existent plus, les cicatrices ne sont plus suppurantes, et la coloration
de la peau des parties cicatrisées est normale. L'ensemble de la constitution s'est fortifié, et M. R. présente aujourd'hui toutes les conditions
d'une bonne santé. Néanmoins il continue à domicile l'usage de l'eau
de *Bel-Air* et revient à Lacaune tous les ans.

### Observation II

Engorgement articulaire. — M. T., de Toulouse, trente-quatre ans

Tempérament lymphatique très-accusé ; a présenté dans son enfance
divers symptômes d'état scrofuleux. A la suite d'une fracture com-
minutive du fémur droit au tiers inférieur, un engorgement du genou

s'était produit et empêchait les mouvements de l'articulation. La consolidation osseuse fut complète et régulière ; mais, par suite de l'engorgement articulaire persistant, la marche était restée très-pénible, et, lorsque M. T. arriva à Lacaune, il marchait à l'aide de béquilles depuis treize mois. Soumis aux douches écossaises et à l'usage interne de l'eau de *Bel-Air*, l'engorgement articulaire diminua peu à peu et avait presque entièrement disparu après vingt-cinq jours de traitement. Lorsque M. T. a quitté l'établissement, après un séjour de quarante jours, il pouvait fournir d'assez longs trajets sans fatigue et n'avait d'autre appui qu'une simple canne. Il est aujourd'hui entièrement rétabli.

## Observation III

Fistule scrotale. — M. P., de Béziers, quarante-sept ans

Tempérament lymphatique-bilieux, constitution assez forte. Arrive à Lacaune atteint de fistule au scrotum (testicule gauche), suite d'un hydrocèle plusieurs fois opéré. L'usage des bains, joint à l'eau de *Bel-Air* prise à l'intérieur, l'ont complétement guéri en trente jours environ.

## Observation IV

Engorgement articulaire. — Mlle S., de Castres, vingt-quatre ans

Tempérament lymphatique nerveux, constitution très-débile. Diathèse scrofuleuse à manifestations multiples, ayant résisté à divers traitements, y compris les bains de mer. Se présente atteinte d'engorgement de l'articulation coxo-fémorale, datant de plusieurs mois. A son arrivée à Lacaune, l'engorgement de la zone périarticulaire, la rénitence du tissu cellulaire sous-cutané dans ce point, faisaient craindre la formation d'un abcès. La marche était à peu près impossible. Mlle S. fut mise immédiatement au repos absolu. Son traitement consista en bains (un par jour), eau de *Bel-Air* de quatre à six verres, régime substantiel et tonique. L'état général sans fièvre permettait d'alimenter la malade, tout en l'obligeant au repos.

A son départ, après un mois de séjour à Lacaune, l'état général paraissait tonifié et l'état local était en très-bonne voie de guérison ; l'engorgement était presque entièrement résolu. Deux mois après, Mlle S. était en bonne santé.

## Observation V

### Plaie variqueuse

La nommée Marie Pasturel, âgée de vingt-deux ans, tempérament lymphatique très-prononcé, est entrée à l'hôpital d'Albi, atteinte d'une vaste plaie variqueuse à la jambe droite. D'abondantes hémorrhagies se renouvelaient fréquemment et produisaient un état d'anémie considérable. Envoyée à Lacaune, elle fut soumise au traitement par les bains de *Bel-Air* (2 par jour) et prenait en boisson l'eau de la *source Rouge*.

« En peu de temps,— écrit M. le docteur Lalagade, médecin de l'hôpital d'Albi,— vos eaux ont amené ce que je n'avais pu obtenir par des traitements appropriés et prolongés pendant quatre ans : une cicatrisation complète, et qui se maintient dans des conditions satisfaisantes. »

## Observation VI

### Arthrite scrofuleuse

D'une observation que nous communique M. le docteur Stréliano, médecin à Lacaune, il résulte que la demoiselle Caminade (Marie), de Viane (Tarn), âgée de vingt-deux ans, atteinte d'*arthrite chronique* de nature scrofuleuse, a été complétement guérie par les bains de Lacaune *Bel-Air*, pris matin et soir pendant trente jours, concurremment avec l'eau de la *source Rouge* administrée en boisson. La malade est restée à l'établissement thermal pendant quarante-cinq jours.

## Observation VII

### Epididymite.— Abcès.— Guérison

M. le docteur Marty, médecin de l'hôpital de Revel (Hte-Garonne,) nous a communiqué l'observation d'un de ses clients, M. B. Jean, âgé de trente sept ans, qui a éprouvé les heureux effets des bains de *Bel-Air*, dans le traitement d'une lésion entretenue par vice scrofuleux. Il était atteint d'épididymite avec engorgement considérable ; un abcès s'était formé et donnait lieu à une suppuration abondante et intarissable.

« Cette affection, — dit M. Marty, — ayant résisté aux divers traitements institués par plusieurs médecins, j'ai conseillé les eaux de Lacaune (Tarn). Sous l'influence des bains de l'eau de *Bel-Air*, la suppuration a cessé, la cicatrisation a été obtenue et la résolution de l'engorgement a été complète. En un mot, il y a eu complète guérison. »

## Observation VII

### Ophthalmie scrofuleuse

Mlle G., de Toulouse, vingt et un ans.

Tempérament lymphatique, constitution très-affaiblie. Diathèse scrofuleuse très-prononcée pendant l'enfance. Mlle G. est atteinte de conjonctivite granuleuse, dont le caractère scrofuleux est très-évident. Une pustule s'est formée sur le bord externe de la cornée. L'état général de la malade est chloro-anémique.

Soumise à l'usage des bains tièdes et des douches froides, Mlle G. prend en même temps l'eau de la *source Rouge*. L'ophthalmie est combattue localement par les astringents unis au sulfate d'atropine. En trente-cinq jours de traitement, la malade était complétement rétablie. L'ophthalmie n'existait plus et l'état général était satisfaisant. Mlle G. a continué à domicile l'usage de l'eau de la *source Rouge*, et pendant deux saisons elle est venue faire une cure à Lacaune. Sous l'influence de cette médication reconstituante, non-seulement toutes traces d'ophthalmie ont disparu, mais encore toutes les fonctions se sont régularisées et l'état général des forces s'est bien relevé.

Il y a eu dans ce traitement une médication en apparence multiple, mais unique en réalité. L'emploi local du sulfate d'atropine et des astringents n'a fait que favoriser l'action générale de la médication reconstituante, obtenue par l'eau des deux sources de Lacaune. Cela est bien évident, puisque les mêmes moyens locaux avaient été employés précédemment sans succès.

Il suffit de ces exemples pour faire connaître l'influence médicatrice de l'eau de *Bel-Air* sur le tempérament lymphatique et la diathèse scrofuleuse. On pourrait multiplier les faits de guérison, notamment en ce qui concerne les manifestations extérieures de l'état strumeux, telles que plaies anciennes et autres symptômes. Ils trouveront leur place parmi les maladies de la peau, les affections de l'utérus, etc.

## II. HERPÉTISME.— MALADIES CUTANÉES

Il ne s'agit ici, bien entendu, que des dermatoses, des maladies cutanées chroniques. Elles sont le plus souvent sous la dépendance d'un état diathésique, tel que scrofule, syphilis, arthritis. Elles peuvent aussi dépendre d'un état spécial et essentiel du système cutané, qui porte le nom d'*herpétisme*. Il en résulte deux sources fondamentales d'indications dans le traitement des maladies de la peau : l'une se rapporte à l'état constitutionnel, d'où peut dépendre l'altération cutanée morbide ; l'autre à un état local, de cause idiopathique.

On s'expliquera facilement le grand nombre des guérisons obtenues par l'emploi de l'eau de Lacaune Bel-Air, si l'on considère l'action curative de cette eau dans la scrofule et le rhumatisme, et surtout si l'on tient compte de l'effet direct qui résulte de son alcalinité sur les surfaces atteintes d'herpétisme. La médication hydro-minérale agit ici par un double effet : comme médicament altérant, s'adressant à la cause pathogénique par une sorte de spécificité ; et comme topique direct, tendant à modifier les surfaces affectées, ou à changer un mode de vitalité vicieux par action substitutive. Dans le premier cas, l'effet des bains est insuffisant ; il doit toujours être favorisé par la médication interne, par l'eau prise en boisson. Dans le second cas, l'action exclusive des bains peut suffire.

Les dermatoses que nous avons vues le plus souvent guérir à Lacaune sont : l'eczéma, le lichen (eczéma lichénoïde), le pityriasis, certains herpès, le psoriasis, le prurigo, etc., c'est-à-dire la plupart des maladies vésiculeuses, pustuleuses, papuleuses et squameuses. Sous l'influence de l'eau de *Bel-Air* comme médication interne, on voit généralement, dans l'eczéma, une *poussée* se produire ; l'irritation locale, le prurit, qui est la douleur de la peau, est légèrement augmenté, les surfaces sécrétantes sont plus animées. Mais bientôt cette légère excitation disparaît, la sécrétion diminue, le prurit se calme, les surfaces affectées deviennent squameuses et se dépouillent. Tous ces effets sont ordinairement activés, lorsque le traitement par les bains se joint à l'usage interne de l'eau de *Bel-Air*.

Nous devons nous borner à signaler les excellents effets de cette eau dans le traitement des dermatoses. Nous trouverions aisément les causes de ces heureux résultats dans les éléments minéralisateurs qui la constituent, dans l'association des principes alcalins à l'arsenic. Nous constaterons seulement que plusieurs dermatoses, ayant résisté au traitement sulfureux, ont été guéries ou favorablement modifiées par l'usage interne et externe de l'eau de *Bel-Air*.

Nous n'insisterons pas ici sur l'action sédative, si prompte à calmer l'irritation locale et si efficace dans le prurigo, et dans certains cas de *prurit vulvaire* qui dépendent d'une cause herpétique et qui ne sont pas liés à une affection organique grave de l'utérus. M. Courty (1) fait remarquer que souvent cet état, vrai supplice de tant de femmes, dépend d'une lésion cancéreuse de l'utérus ou de ses annexes. Naturellement on ne peut espérer, dans ces cas, aucune heureuse influence d'un traitement hydro-minéral; mais on peut espérer et souvent compter sur le succès, lorsque le prurit vulvaire est entretenu soit par le prurigo, soit par une éruption de nature pustuleuse ou papuleuse. Quant aux effets sédatifs que nous avons signalés, ils se retrouvent généralement dans les eaux à base calcique. D'après M. Durand-Fardel, on doit admettre comme règle générale que les eaux minérales à base calcique sont toujours sédatives dans une certaine mesure, tandis que les eaux à base sodique prédominante sont toujours excitantes.

### Observation IX

Mᵐᵉ L., de Gyonnet (Tarn). Prurit vulvaire datant de trois ans, époque de la cessation de la menstruation. A son arrivée, on lui prescrit

(1) Courty, *Traité pratique des maladies de l'utérus*, pp. 136 et 1179.

deux bains par jour à 30° et quatre verres d'eau de *Bel-Air*. Au deuxième bain, la malade déclare ne pouvoir continuer; l'éruption s'est
étendue, et au moindre attouchement les squames s'élèvent et donnent
lieu à un écoulement de sang. Cet état, résultat habituel des frictions
exigées par le prurit, tend à s'aggraver davantage. La malade se dé-
cide à continuer ses bains. Au vingtième bain, les démangeaisons di-
minuent, la peau recouvre sa couleur naturelle ; de sorte qu'après
45 bains, la malade part complétement guérie, et depuis son prurit
n'a jamais reparu.

## Observation X

### Psoriasis

M. le docteur Auguste Sicard, de Castres (Tarn), a constaté les bons
effets des bains d'eau de Lacaune Bel-Air dans le traitement d'une de
ses clientes, Mlle Émilie R., de Castres, atteinte d'affection herpétique
rebelle (psoriasis). Cette malade fut envoyée à l'établissement de
Lacaune. Sous l'influence des bains pris pendant deux saisons thermales consécutives, l'état dermatosique fut favorablement modifié.
Dès la première année, une recrudescence de la manifestation cutanée fut constatée, une amélioration de l'état primitif s'ensuivit. Mais,
après une seconde saison thermale, la dermatose était entièrement
guérie.

## III ARTHRITISME

Le rhumatisme et la goutte présentent des analogies de caractère tellement nombreuses et évidentes, que certains au-
teurs, parmi lesquels Chomel et Requin, ont confondu ces
deux maladies et en ont donné une description commune.
Sans aller jusqu'à les confondre, nous les rapprocherons dans
un même groupe pathologique : l'arthritisme, constitué par
1° la diathèse *rhumatismale,* et 2° la diathèse *urique,* qui comprend la *goutte* et la *gravelle.* Ces deux diathèses produisent
des lésions articulaires qui appartiennent en général à des
scrofuleux ou à des syphilitiques. Elles produisent aussi des
viscéralgies : gastralgies, dyspepsies, névralgies vésicales. A

ces diathèses peuvent se rapporter encore : le catarrhe vésical (cystite chronique), certains engorgements de la prostate, et, ainsi que nous l'avons indiqué plus haut, certaines maladies utérines.

Toutes les maladies comprises dans ce groupe sont, à des degrés divers, tributaires de l'eau de Lacaune Bel-Air. Des faits nombreux et depuis longtemps observés attestent l'efficacité de cette eau, prise en boisson et en bains dans le rhumatisme, en boisson seulement dans le traitement de la goutte.

L'emploi des sels alcalins à base calcique est un des moyens de traitement les plus puissants à opposer à ces deux diathèses ; telle est l'opinion de MM. Durand-Fardel (1), Bouchardat (2) et Tessier (de Lyon) (3).

## 1° Diathèse rhumatismale

On comprend donc la favorable influence de l'eau de *Bel-Air*, employée contre l'élément rhumatismal, et les succès complets ou partiels qu'elle obtient dans les lésions diverses qu'il détermine, telles que la *fausse ankylose*, les engorgements articulaires. Mais l'on ne peut espérer les bons effets de ce traitement que lorsque le rhumatisme est à l'état chronique, et c'est dans ce cas seulement que l'eau de Lacaune doit être prescrite. L'effet curateur sera surtout prononcé si le lymphatisme, l'état scrofuleux, coexistent avec la diathèse rhumatismale, et c'est dans ces cas où le rhumatisme tend à se fixer sur les articulations et à produire des engorgements, des tumeurs arthritiques, que le traitement par les divers modes d'emploi de l'eau de *Bel-Air* aura le plus de succès. On le verra réussir alors que les traitements sulfureux par les eaux les plus renommées auront échoué. Ce résultat est dû à ce que l'eau de *Bel-Air* n'agit pas uniquement comme excitant des fonctions de la peau, mais parce qu'elle est antidiathésique, et qu'ici surtout elle réussit par son action altérante.

(1) *Les Eaux minérales et les Maladies chroniques*, p. 157.
(2) *De la Glycosurie ou Diabète sucré*, notes, p. LXXIV.
(3) Leçons faites à l'Hôtel-Dieu en 1881.

Le mode de traitement doit naturellement varier selon les cas. L'eau prise à l'intérieur, à la dose de 6 à 8 verres par jour, est indispensable. On y joindra les douches locales et les bains, dont la température devra être plus ou moins élevée artificiellement, selon le siége et le caractère de la lésion. Sous l'influence de ce traitement, un concours d'actes modificateurs se produit : action tonique, résolutive et légèrement purgative, mais surtout influence altérante. Comme résultat de cet effort curateur synergique, une poussée légère et plus ou moins durable se produit ; il y a élévation de la température générale et de l'abondance des urines ; l'élimination de l'urée et de l'acide urique est augmentée, et, après une première saison passée à Lacaune, on voit les attaques s'espacer et devenir moins douloureuses, les engorgements articulaires diminuer de volume et les mouvements s'exécuter plus librement. Enfin, après une seconde et rarement une troisième cure, on constate, sinon une guérison complète, du moins une amélioration très-supportable.

### Observation XI

M. R., de Béziers, trente-sept ans

Nervoso-sanguin. Rhumatisme articulaire aux genoux. Douleurs vives et datant de plusieurs années, presque constantes, mais s'exaspérant à l'époque des crises. Engorgement léger ; la marche est à peu près impossible ; tous les mouvements de l'articulation sont douloureux. Les bains à la température de 30° ont calmé les douleurs et diminué l'engorgement. Après un séjour de quarante-cinq jours, le malade part de Lacaune, n'éprouvant qu'un peu de gêne des mouvements articulaires. M. R. est revenu l'année suivante et a déclaré qu'il ne ressentait ses douleurs rhumatismales qu'à de rares intervalles.

### Observation XII

M. G., de Bédarieux, quarante et un ans

Lymphatique nerveux, atteint de rhumatisme articulaire erratique qui l'empêchait souvent de se mouvoir, est arrivé à Lacaune après avoir parcouru plusieurs établissements thermaux.

Dès son arrivée, le malade fut mis au traitement par les bains à 30°
et l'eau de *Bel-Air* à la dose de huit verres par jour. Les huit premiers
bains minéraux parurent augmenter les douleurs articulaires. Il fallut
suspendre les bains, qui, après un repos de six jours, furent repris,
alternant avec les douches locales à la même température. Les douleurs se sont calmées progressivement, l'engorgement des articulations
s'est dissipé ; et M. G., marchant sans le secours d'aucun appui, a quitté
l'établissement après trente-six jours de traitement. Il ressent parfois
encore quelques douleurs vagues, surtout déterminées par les varia-
tions de température ; mais il déclare qu'elles sont rares et très-sup-
portables.

## Observation XIII

### M^me H., de Toulouse, trente-neuf ans

Tempérament lymphatique nerveux ; atteinte depuis plusieurs années de rhumatisme erratique ; arrive à Lacaune se plaignant de douleurs violentes à la région lombo-dorsale. Les mouvements du tronc
sont très-pénibles et déterminent une raideur générale, qui peut faire
croire à une maladie de la moelle ou du rachis. Les bains à 30° alternant avec les douches chaudes firent cesser cet état après quarante
cinq jours de traitement, interrompu seulement pendant la période
menstruelle.

## Observation XIV

### M. V., de Castres, cinquante-deux ans

Arrive à Lacaune dans un fâcheux état, atteint de rhumatisme
goutteux. Toutes les grandes articulations sont plus ou moins en-
vahies ; mais les pieds et les mains sont le siége d'engorgements et de
nodosités articulaires. Les moindres mouvements sont douloureux ; le
malade ne peut marcher sans être soutenu. M. V. n'a pas de fièvre,
mais la constitution est fortement ébranlée, les fonctions digestives
sont laborieuses. Après douze jours de traitement par les bains et les
douches à 30°, les douleurs se sont apaisées et le malade a marché
plus facilement. A son départ, et après un séjour de soixante jours,
les douleurs sont très-légères, l'état général s'est sensiblement amé-
lioré ; le malade marche facilement sans soutien, et il a pu aisément

monter en voiture. M. V. avait parcouru plusieurs établissements thermaux à eaux sulfureuses sans obtenir le moindre résultat.

Les quatre observations qui précèdent font connaître l'action énergique et rapide du traitement du rhumatisme par l'eau de *Bel-Air*. Les résultats obtenus par ce traitement ne sont pas toujours aussi favorables ni aussi rapides, quelquefois même ils sont nuls. Assez souvent les malades quittent l'Établissement sans qu'aucune modification de leur état paraisse résulter du traitement ; ce n'est que deux ou trois mois après que cette influence se révèle. Les attaques sont alors plus espacées, moins intenses, et finissent par devenir très-rares, surtout après deux ou trois cures à Lacaune.

## 2° Diathèse urique et ses manifestations

La diathèse urique est un état constitutionnel dépendant d'une altération de nutrition, et se manifestant par la *goutte* et par la *gravelle urique*.

L'*urée*, produit normal excrémentitiel, qui résulte de la combustion des substances albuminoïdes ou azotées, est contenue dans le sang. Par une élaboration, une sorte de filtration qui s'opère dans le rein, ce produit est séparé du sang et porté au dehors à travers les voies urinaires. Lorsque, par une perturbation quelconque des fonctions nutritives, la combustion des matières albuminoïdes reste incomplète, soit par excès de ces matières albuminoïdes, soit par défaut d'oxygénation, il se forme un produit nouveau. Ce produit excrété n'est plus l'urée, substance éminemment soluble dans les sucs organiques, mais l'*acide urique*, corps à peu près insoluble.

Ainsi les excès d'alimentation, soit par la quantité, soit par la qualité des substances alimentaires ; le défaut d'équilibre entre la proportion d'oxygène absorbé et celle des matériaux azotés : telles sont les causes qui déterminent la production en excès d'acide urique dans l'économie. Or c'est la présence en excès de l'acide urique qui constitue la diathèse urique, diathèse dont les manifestations nombreuses et variées deviennent le caractère de deux états pathologiques très-impor-

tants, qui sont: la *goutte* et la *gravelle,* auxquels certains au-
teurs joignent : le *diabète* ( Marchal, de Calvi ), *l'albuminurie*
( Félix Roubaud ) et certaines maladies de la peau ( Gigot-
Suard ).

Lorsque l'acide urique, sous forme de poussière rougeâtre,
de sable ou de gravier, se sépare du rein et tend à se porter
au dehors par les voies urinaires, il constitue la gravelle rouge
ou gravelle urique, maladie dont le symptôme le plus pénible
est la *colique néphrétique.*

Quand, au lieu d'être expulsé, l'acide urique se dépose dans
les articulations, s'incruste dans les tissus fibreux ou muscu-
laire, ou s'agglomère en masses plus ou moins épaisses, qui
portent le nom de *tophus,* il constitue cet état extrêmement
douloureux qu'on appelle *la goutte.* Ces concrétions se fixent
ordinairement sur les articulations; mais l'acide urique peut
se porter aussi sur des organes essentiels : le cœur, l'estomac,
l'appareil respiratoire. Nous n'avons à nous occuper ici que de
la goutte et de la gravelle, et à faire connaître les bons effets
obtenus par l'eau de Lacaune Bel-Air dans le traitement de
ces redoutables maladies.

(A) La *Goutte.* — Ce que nous avons dit des bons effets de
cette eau dans le rhumatisme fait pressentir ce qu'on peut en
espérer dans le traitement de la goutte. Ici, l'action thérapeutique est sans doute plus lente et moins sûre ; mais on la con-
statera surtout dans ces arthrites chroniques qui ont reçu
le nom de *rhumatisme goutteux.* Dans leur traitement, les bains
ne sont pas toujours applicables ; mais l'eau de *Bel-Air,* prise
en boisson et continuée durant plusieurs mois, rend d'importants services. Ainsi que je l'ai dit, elle éloigne les crises, les
rend moins douloureuses et amène progressivement la résolution plus ou moins complète des engorgements articulaires.

(B) La *Gravelle.* — La goutte et la gravelle, double expression symptomatique d'une même diathèse, issues des mêmes
influences, donnant naissance à des produits identiques, doivent être combattues avec succès par les mêmes agents thérapeutiques. Dans la gravelle, les succès de l'eau de Lacaune
Bel-Air sont remarquables et nombreux; ils ont été observés

dès longtemps, car les archives de l'administration diocésaine de Castres constatent qu'en l'an 1635, l'évêque, atteint de la « pierre » ( gravelle ), s'est rendu à Lacaune, qu'il y a pris les eaux en bains et en boisson, et qu'il a éprouvé la vertu de ces eaux, ainsi que ses domestiques. Nous pourrons donner des observations plus récentes et plus détaillées de cas dans lesquels l'eau de Lacaune Bel-Air, employée en bains et en boisson, a obtenu la guérison de malades atteints de gravelle urique.

L'acte morbide, dans la gravelle, étant une altération de nutrition, il est facile de comprendre que tout agent qui s'oppose à ce trouble fonctionnel empêchera la formation des produits anormaux qui en sont le résultat. Tel est l'effet obtenu par l'eau de *Bel-Air*.

A la fois reconstituante, tonique et diurétique, exerçant une action spéciale sur les surfaces muqueuses, l'action de l'eau de *Bel-Air*, dans le traitement de la gravelle, est multiple. Elle rétablit l'équilibre dans le fonctionnement général de l'économie, par conséquent s'oppose à la production des concrétions anormales, et, de plus, elle sollicite l'expulsion des concrétions déjà formées. Mais cette expulsion se produit sous l'influence de deux actions combinées : 1º action dissolvante ou lithontriptique sur les productions d'acide urique ou d'urates ; 2º action modificatrice s'exerçant sur le mucus, qui réunit et agrége les particules de ces concrétions dans les reins ou dans la vessie, et divisant ces particules.

Le premier effet est obtenu surtout par le carbonate de lithine, découvert dans l'eau de *Bel-Air* par les analyses de MM. Soubeiran et Massol. Ce sel, rendu soluble par un excès d'acide carbonique, possède au plus haut degré le pouvoir de neutraliser les acides. Il exerce cette action sur l'acide urique et produit un urate de lithine, qui, étant le plus soluble des urates, est facilement entraîné par les urines. Ainsi s'expliquent les importants services rendus par la lithine dans la diathèse goutteuse, dont l'une des plus fâcheuses manifestations est la production d'acide urique et d'urates très-peu solubles, mais facilement dissous par le sel de lithine.

Non-seulement l'eau de *Bel-Air* neutralise ou modifie la disposition diathésique qui a engendré la maladie, mais encore elle facilite l'expulsion des sables et graviers, et, par ce fait, supprime ou modère les douleurs atroces qui se produisent dans cet état intolérable qu'on appelle *colique néphrétique,* et qui est un des symptômes les plus fâcheux de la gravelle. C'est bien là, non-seulement une médication symptomatique, mais encore une médication directe s'adressant au principe de la maladie, à la cause prochaine.

Le traitement de la gravelle urique par les alcalins n'est pas d'origine récente. Le carbonate de chaux a toujours été, parmi les agents thérapeutiques, le plus employé contre la gravelle. Les coquilles d'escargot, vantées par Pline ; l'eau de chaux de Whyte, la poudre de coquille d'huîtres, de coque d'œufs, suspendues dans diverses boissons, n'agissaient pas autrement que par le carbonate de chaux qui les constitue. Il est vrai que d'autres principes alcalins, tels que le carbonate de soude, jouissent de propriétés analogues ; mais il faut encore ici distinguer leur mode d'action.

Les sels de chaux produisent des effets digestifs qui peuvent être attribués à une action directe exercée par ces agents sur la muqueuse gastrique. En outre, par leur action altérante, les sels de chaux déterminent des effets reconstituants que ne produisent pas les sels de soude. Cette action altérante imprime aux tissus et à l'économie tout entière un degré d'excitation qui accroît leur vitalité, en les rendant à leur nutrition et à leurs sécrétions normales. Les sels de soude et de potasse n'ont pas la même manière d'agir sur les fonctions nutritives. Leurs bases, loin de posséder l'effet reconstituant de la chaux, ont une action diluante sur le *plasma* du sang et, par conséquent, déterminent une *défibrination,* un effet de débilitation, qui se constate chez les personnes longtemps soumises à l'usage de ces agents thérapeutiques. Il en résulte que, si les sels à base de soude et de potasse sont applicables aux tempéraments robustes et sanguins, ils sont nuisibles aux sujets lymphatiques, aux malades cachectiques ou débilités. Au contraire, les sels à base de chaux sont utiles à ces derniers. Dans le traitement de la gravelle, le pouvoir altérant de ces sels modifie et arrête les productions d'acide urique ; enfin, lorsque ces concrétions sont formées, l'action diluante du même principe alcalin désagrége leurs molécules, qui sont ensuite entraînées et expulsées par les urines.

On ne saurait expliquer l'action curative des eaux alcalines sur les maladies des voies urinaires par la théorie chimique, et c'est à tort que sir Thompson (1) considère l'eau de Vichy comme une simple solution de soude. Il faut reconnaître dans ces eaux une action spéciale, y voir un médicament complexe dans ses effets comme dans ses principes constitutifs, un modificateur réel des actes vitaux ainsi que des produits sécrétés dans ces actes. Tous ces effets se retrouvent dans l'emploi de l'eau de Lacaune Bel-Air, mais par une action spéciale, propre à son caractère *calcique*. Non-seulement le principe alcalin de cette eau fluidifie le mucus qui agrége les molécules de la substance calculeuse, mais encore la muqueuse elle-même en est impressionnée et modifiée dans sa fonction ; ce qui explique pourquoi, longtemps après l'usage de ces eaux, il ne se forme plus de graviers ni de calculs. Ce que nous disons ici de la muqueuse des voies urinaires s'applique à la muqueuse gastro-intestinale et explique l'action curative de l'eau de *Bel-Air* dans certaines dyspepsies et diarrhées chroniques, ainsi que dans les maladies de l'utérus, etc. Elle ne se borne pas à empêcher le dépôt de l'acide urique et à rendre l'urine moins irritante ; elle fait cesser le fonctionnement vicieux qui préside à la formation des produits anormaux. Son action altérante est puissamment aidée par ses effets diluants, diurétiques et légèrement purgatifs.

Tout ce que nous avons dit des bons effets de l'eau de Lacaune Bel-Air prise en boisson dans la gravelle ne saurait s'appliquer qu'à la gravelle *urique, rouge* ou *acide*. Dans la gravelle *oxalique* et dans la g. *phosphatique*, cette eau a moins d'action ; elle n'en a aucune dans la g. *calcaire*, qui est la plus rare. En outre, il est des cas spéciaux auxquels les eaux calciques sont plus applicables que tous autres alcalins ; ce sont, indépendamment des cas de lymphatisme, d'anémie, de cachexie, les gravelles douloureuses ou compliquées de névralgie ou de catarrhe de vessie. M. Durand-Fardel en fait la remarque dans son *Traité pratique des maladies chroniques* (2).

(1) *Leçons cliniques sur les maladies urinaires*, année 1879.
(2) Tome I, p. 146.

De même que la nature du principe alcalin, le degré de minéralisation de l'eau a une grande importance. Ce n'est pas toujours à l'eau la plus minéralisée qu'appartient le succès. C'est souvent le contraire qu'on observe. D'après M. Durand-Fardel, dont on ne saurait trop invoquer l'opinion en matière d'hydrologie, dans le traitement de la gravelle urique, lorsque cette maladie détermine, soit des douleurs rénales violentes, soit des coliques néphrétiques obstinées, les eaux alcalines à faible minéralisation sont les plus efficaces. « Dans ces cas, les bicarbonatées franches et à minéralisation notable sont contre-indiquées. Il faut recourir aux eaux moins actives (1). » D'après M. Bouchardat (2), — et c'est une opinion généralement admise, — dans le traitement de la diathèse urique, les bicarbonates alcalins doivent être administrés dans une quantité considérable de véhicule. Ce qui revient à dire que les eaux modérément alcalines doivent être préférées. C'est ce qui explique pourquoi l'on obtient à Lacaune des succès qu'auraient peut-être refusés les eaux de Vals et de Vichy.

Mais nous ne prétendons pas nous borner au seul usage de l'eau de *Bel-Air* dans le traitement de la gravelle urique. Ce moyen thérapeutique, si précieux qu'il soit, ne saurait toujours suffire. Il devra d'ailleurs varier, suivant le cas, dans ses applications. Le tempérament, la constitution du malade, le degré de la maladie, sont autant de conditions qui devront diriger l'application du traitement. Dans le traitement *sur place,* l'eau sera toujours prise à la dose de quatre à huit verres par jour, et même jusqu'à dix verres progressivement. Si l'effet purgatif se produit, on devra ralentir l'administration de l'eau sans la cesser. Les mêmes conditions seront observées dans le traitement à domicile.

Les bains généraux, les douches générales et locales (sur la région lombaire), seront donnés tous les jours. L'effet de ces moyens est d'activer les fonctions de la peau, de tonifier l'organisme et d'aider puissamment à l'action reconstituante générale que produit l'usage interne de l'eau.

(1) *Les Eaux minérales et les Maladies chroniques,* p. 145.
(2) *Nouveau Formulaire magistral,* p. 255. Paris, 1853.

Mais on ne doit pas oublier que le régime et la manière de vivre sont des conditions très-importantes pour l'efficacité du traitement. Une alimentation trop animale ne ferait qu'entretenir la maladie en produisant de nouvelles quantités d'acide urique. Le malade devra donc se soumettre à un régime où domineront les végétaux. Il fera usage de viandes blanches et légères, mais se privera de substances trop azotées, telles surtout que le gibier, les viandes noires. Il pourra prendre du vin à ses repas et un peu de café, s'il en a l'habitude ; mais il supprimera les spiritueux, ainsi que les aliments et les boissons acides. En outre, le malade devra porter la flanelle en toute saison, se livrer à un exercice journalier proportionné à ses forces et s'abstenir de tout excès physique.

## CATARRHE DE VESSIE
### (Cystite chronique)

Tout état d'irritation chronique des organes urinaires, et particulièrement de la vessie, est favorablement influencé et souvent guéri par l'eau de la *source Bel-Air*. Ainsi que nous l'avons dit, elle paraît exercer sur la muqueuse de ces organes une action à la fois tonique et calmante, qui en modifie les sécrétions et calme les douleurs. Ajoutons que, par l'effet d'une diurèse modérée, mais persistante, elle évacue le liquide excrémentitiel, l'urine, en la débarrassant des concrétions anormales qu'il contient. Le bain à une température un peu élevée (32°) et l'ingestion de l'eau de *Bel-Air* à la dose de 4 à 8 verres par jour, ne tardent pas à débarrasser l'urine des nuages de mucus sécrété et de ces dépôts glaireux grisâtres, plus ou moins abondants, qui sont, avec la douleur hypogastrique persistante, les symptômes principaux de cette maladie.

On ne connaît pas d'exemple authentique de terminaison fatale de la cystite chronique (Valleix) ; mais sa persistance est ordinairement telle, qu'elle poursuit le malade jusqu'à la fin de ses jours, le martyrisant par les douleurs hypogastriques et par les efforts continus qui se produisent au moment de l'émission des urines. Si l'emploi de l'eau de Lacaune ne parvient pas toujours à guérir cette affection rebelle à tous les moyens de traitement, du moins elle la calme toujours et la rend supportable. Il est essentiel d'observer l'état général et de ne pas administrer les bains au malade atteint, soit de frisson catarrhal, soit de frisson d'accès de fièvre ; mais il est un frisson, qui se produit assez souvent après le cathétérisme uréthral et dans le catarrhe de vessie, qui ne doit pas empêcher le traitement thermal.

Ce traitement consistera, avons-nous dit, en un bain par jour. Sa durée variera de 40 à 60 minutes. On prendra les plus grandes précautions pour que le malade ne puisse se refroidir en sortant du bain. Tous les jours, il absorbera de 4 à 8 verres d'eau de *Bel-Air* : deux le matin, à jeun ; les autres, espacés à intervalles égaux et pendant le repas. Dans certains cas, des douches périnéales et hypogastriques seront administrées. Toutes les précautions hygiéniques devront être observées avec soin. Le malade aura le corps couvert de flanelle en toute saison ; il évitera autant que possible le froid et l'humidité. Le régime sera doux et léger; on proscrira les mets trop épicés, les viandes échauffantes et les liqueurs spiritueuses.

Dans les autres maladies des voies urinaires, telles que la *pyélite*, la *pyélo-néphrite*, si ces inflammations des calices, des bassinets et des reins, sont à l'état chronique, on peut obtenir les mêmes résultats avantageux du traitement thermo-minéral à Lacaune. Le mode d'action de l'eau de *Bel-Air* sera identique à ce que nous avons observé ; son influence sur la muqueuse détermine une modification favorable dans la sécrétion de cette membrane.

### Observation XV

M. F., de Toulouse, cinquante-deux ans

Atteint depuis un an et demi environ de catarrhe vésical, qui a persisté malgré plusieurs traitements, et notamment l'emploi de l'eau de Vichy, a été envoyé à l'établissement de Lacaune par M. le docteur Sébastian, de Toulouse. Après vingt-cinq jours de traitement par l'absorption de l'eau de *Bel-Air* et les bains tièdes, une grande amélioration a été obtenue : les urines sont devenues limpides et les douleurs hypogastriques ont presque entièrement disparu. Enfin guérison complète après trente-six jours de traitement.

Ce résultat a été constaté par M. le docteur Sébastian.

## DYSPEPSIE. — GASTRALGIE

La dyspepsie, la gastralgie, qu'on rencontre ordinairement unies, dépendent le plus souvent, soit d'un état d'anémie, soit d'un vice rhumatismal ou goutteux. On comprend dès lors quelle heureuse influence peuvent exercer sur ces fâcheux états de l'estomac et de ses fonctions les eaux minérales, qui ont une action curative sur l'élément pathologique qui domine la maladie. A *priori*, on pourrait donc admettre que les eaux ferrugineuses, sulfureuses ou chlorurées, doivent favorablement agir sur la dyspepsie par anémie, et que les sulfureuses et alcalines auront des succès certains sur la gastralgie rhumatismale. Il n'en est pas ainsi. Toute la question, ici encore, est dans l'association des principes minéralisateurs.

L'eau de Lacaune Bel-Air exerce son action spéciale sur la muqueuse gastrique ; elle la tonifie, augmente ses sécrétions ou en change la nature, et, par là, elle excite l'appétit et favorise la digestion. A côté de ses effets physiologiques, nous constatons des effets thérapeutiques dont le résultat est le soulagement ou la guérison des maladies chroniques de l'estomac, spécialement la gastralgie et la dyspepsie. Or ces résultats paraissent devoir être attribués non-seulement à l'action spéciale des principes minéralisateurs de cette eau, mais encore à la proportion modérée de ces principes. M. Dujardin-Beaumetz (1) n'hésite pas à déclarer que, dans le traitement thermominéral de la dyspepsie, il faut écarter les eaux trop minéralisées et trop chargées. A ce précepte de l'éminent clinicien de l'hôpital St-Antoine, il faut joindre l'opinion conforme de M. Gallard, médecin de la Pitié (clinique médicale).

Constatons encore que la plupart des praticiens les plus autorisés recommandent les eaux alcalines calcaires légèrement ferrugineuses, dans toutes les affections gastriques ou gastro-

(1) *Leçons de clinique thérapeutique,* 2ᵉ fascicule, p. 466.

intestinales liées à la chlorose, à l'anémie ou au principe arthritique. Cette opinion est nettement exprimée dans les travaux de MM. Grisolle, Constantin James, Germain Sée, Tessier (de Lyon), etc.

L'eau de Lacaune *Bel-Air* réunit donc toutes les conditions de valeur curative dans les affections chroniques du tube gastro-intestinal liées à la chlorose, à l'anémie et au principe arthritique. Il suffit de jeter les yeux sur la composition de cette eau pour se rendre compte de ses succès.

-----

## MALADIES DES FEMMES

-----

Les maladies de l'utérus sont très-souvent sous la dépendance d'un tempérament lymphatique, et habituellement accompagnées de troubles digestifs. Rarement isolées, surtout lorsqu'elles ont une longue durée, elles sont généralement liées, soit à la chlorose, soit à un état herpétique ou à un vice arthritique (1). Dans tous ces cas, les maladies de l'utérus sont puissamment modifiées par l'emploi des eaux de Lacaune.

Le plus souvent, l'usage de l'eau de *Bel-Air* en bains, en douches et injections, suffit pour atténuer en peu de temps les symptômes locaux. C'est ce que l'on observe dans la métrite chronique simple ou catarrhale. Il en sera de même quand la métrite sera accompagnée de dyspepsie avec vomissements et vertiges, ou bien quand elle sera liée à un état arthritique ou à une maladie de la peau. Nous avons vu tous ces états pathologiques de l'organe utérin se modifier et guérir après une saison à Lacaune, alors que de longs traitements à domicile

-----

(1) Telle est l'opinion des docteurs Nonat, Bazin, Tillot, Courty, etc., etc.

étaient restés sans effet. Nous n'hésitons pas à reconnaître l'influence de l'excellent climat de Lacaune sur l'état général de nos malades; mais l'incontestable valeur thérapeutique de ses eaux est la première cause de ces succès. D'après M. Durand-Fardel, « les eaux bicarbonatées sodiques fortes sont trop actives pour se prêter au traitement de la métrite chronique, au cas où il existe la moindre tendance à l'éréthisme inflammatoire ou névrotique (1). » C'est donc aux bicarbonatées calciques qu'il faudra s'adresser, et celle de Lacaune Bel-Air, légèrement ferrugineuse et arsenicale, répond le mieux à toutes les conditions qui peuvent résulter de l'anémie et de l'état dermatosique.

Dans son *Traité clinique des affections de l'utérus* (2), M. Martineau conseille l'emploi des eaux bicarbonatées calciques pour les cas de métrite arthritique avec dyspepsie flatulente et pyrosis. D'après le docteur Chéron (3), c'est surtout dans les métrites en rapport avec l'état hépatique ou l'état lymphatique que les eaux bicarbonatées calciques donneront d'excellents résultats, tant par leur action reconstituante générale que par leur action sédative sur l'organe utérin.

On comprend que les eaux applicables au traitement de la dyspepsie, des maladies arthritiques et herpétiques, ne peuvent manquer d'agir favorablement dans les maladies de l'utérus liées à ces diverses affections, en les débarrassant des principes ou des complications qui les entretiennent ou qui les ont produites. Lorsque la chlorose domine l'état utérin, ou bien lorsqu'une anémie profonde est la conséquence de cet état, la médication ferrugineuse s'impose et la source de *Bel-Air* ne saurait en fournir des éléments suffisants. Il faut alors y joindre l'action de la *source Rouge,* dont les proportions plus considérables de principes ferrugineux solubles ne tarderont pas à reconstituer le sang.

A part les inflammations aiguës et les affections organiques, telles que cancer, polype, etc., toutes les maladies de l'utérus

(1) *Les Eaux minérales et les Maladies chroniques,* p. 206.
(2) Page 28.
(3) Leçons sur les maladies des femmes à l'École pratique de la Faculté de Paris, en 1879.

et de ses annexes : granulations, ulcérations, flueurs blanches, etc., soumises au traitement par les eaux thermo-minérales de Lacaune, seront guéries ou favorablement modifiées par les mêmes actions thérapeutiques. Nous ne saurions trop conseiller ce traitement, dont les bons effets ont été constatés dans des cas nombreux, et qui est toujours puissamment favorisé par l'excellent climat du pays.

Nous citerons rapidement quelques faits de guérison de maladies utérines par l'emploi des eaux de Lacaune, indépendamment du cas remarquable de *prurit vulvaire* rapporté page 51 (observation IX).

### Observation XVI

Mme F., de Toulouse, vingt-neuf ans

Très-lymphatique. Érosions du col de l'utérus avec perte muco-purulente. État ayant résisté aux moyens thérapeutiques classiques. Guérison en 26 jours de traitement par les douches utérines d'eau de *Bel-Air* et l'eau de la *source Rouge* en boisson.

### Observation XVII

Mlle M., de la Bastide (Aveyron), vingt-trois ans

Symptômes de scrofules. Granulations du col de l'utérus, leucorrhée, chloro-anémie. Douches froides générales et bains alternés. Absorption de l'eau de la *source Rouge*. Guérison complète en 38 jours.

### Observation XVIII

Mlle D., de Toulouse, vingt-six ans

Très-lymphatique. Atteinte de leucorrhée abondante, avec un état d'anémie qui la met dans l'impossibilité de continuer son service de femme de chambre, a été complétement guérie en 30 jours, par l'emploi combiné des deux eaux en bains, douches et boisson.

## Observation XIX

Mme T., de Castres, trente et un ans

Très-lymphatique. Congestion utérine avec leucorrhée abondante. Menstruation irrégulière, dysménorrhée. Troubles nerveux généraux, crises hystériformes. Guérison de l'état local par les douches utérines froides, après 35 jours de traitement. Une grande amélioration des symptômes d'hystérie a été obtenue par les douches froides générales, favorisées par l'emploi du bromure de potassium. La malade a quitté Lacaune dans un état de santé satisfaisant.

## Observation XX

Mme R., de Toulouse, trente ans

A la suite d'un avortement, eut un relâchement des ligaments de l'utérus avec douleurs hypogastriques, tension abdominale et pesanteur au périnée, enfin symptômes de subinflammation de l'utérus. Des pertes blanches sanguinolentes confirmaient ce diagnostic de métrite chronique. En outre, l'anémie générale était très-prononcée. Cet état fut enrayé par l'hydrothérapie générale et locale. Mme R., après quarante jours de traitement, était entièrement rétablie. Elle continue néanmoins à combattre l'anémie par l'emploi constant de l'eau de la *source Rouge*.

## Observation XXI

Mme D., de Castres, trente et un ans

A éprouvé des symptômes d'herpétisme (pytiriasis), qui ont été traités par les bains sulfureux et dont il ne reste plus trace visible. Atteinte d'érosions du col de l'utérus avec perte séro-sanguinolente légère. Cet état, qui paraît influencé par la diathèse herpétique, a cédé à l'usage des douches utérines tempérées et des bains d'eau de *Bel-Air* pris tous les deux jours. La malade buvait en même temps l'eau de *Bel-Air* (4 verres par jour). Le traitement a duré 35 jours.

### Observation XXII

Mlle C., de Béziers, vingt-quatre ans

Lymphatisme. Leucorrhée avec chloro-anémie, complétement guérie en 30 jours, par les douches froides et l'eau de la *source Rouge*.

### Observation XXIII

Mme V., fermière à D. (près Murat)

Prolapsus à suite de couches. Guérie par la douche utérine froide
et les douches circulaires au bassin. En 45 jours, l'organe a été ra-
mené à l'état normal.

Ces faits de guérison me paraissent suffisants pour démontrer les heureux résultats obtenus par les eaux et le climat de
Lacaune, dans le traitement des maladies utérines.

# L'ENFANCE A LACAUNE

Nous n'avons à nous occuper ici des enfants que depuis
l'âge de trois ans jusqu'à la puberté inclusivement. Nous avons
montré par des exemples ce que peut l'influence seule du climat de Lacaune sur les enfants les plus jeunes.

Le *lymphatisme* est le tempérament de l'enfance ; l'exagération de ce tempérament aboutit à la *scrofule*. D'après Michel
Lévy, sur 537 scrofuleux, 210 appartiennent à la période d'âge
comprise entre 1 et 10 ans. C'est à la même période de la vie
que le rachitisme se développe le plus fréquemment. Enfin qui
ne connaît la fâcheuse relation existant entre la scrofule et le
tubercule ?

On comprend combien il importe de modifier un tempérament qui peut donner lieu à de pareils désordres organiques;
or nous considérons le séjour de Lacaune comme un des plus
puissants moyens d'obtenir cet heureux résultat. C'est surtout pour les enfants que Lacaune est un *sanatorium* incomparable.

On doit considérer la quantité des globules sanguins comme
la mesure de l'énergie vitale. Les constitutions débiles ou
épuisées présentent une diminution de quantité de ces globules et, par conséquent, une augmentation dans la proportion
d'eau du liquide sanguin. Dans ce cas, les chairs sont décolo-
rées et molles, les yeux languissants, les mouvements lents ;
tout indique la faiblesse, l'apathie, le défaut de réaction. Cette
fâcheuse variété d'organisation, présentant les caractères de
l'anémie, peut être aggravée par une croissance rapide, par
les privations, les fatigues, une alimentation vicieuse, une
habitation malsaine. Mais elle peut être favorablement modifiée par une alimentation substantielle, l'habitation d'un climat sain à l'air pur des campagnes, par l'hydrothérapie et
l'emploi d'un traitement tonique et reconstituant.

Or tous ces moyens de traitement se trouvent à Lacaune,
excellent climat de montagnes, dont l'air pur, frais et vivifiant,
suffit d'ordinaire à relever les forces abattues, et qui, en peu
de jours, rend au sang toutes ses propriétés vitales; à Lacaune, dont les eaux reconstituantes et toniques augmentent
les globules sanguins, et rendent aux tissus leur coloration,
leur consistance et leur vigueur.

Nous avons vu les enfants les plus lymphatiques, les plus
anémiques, épuisés, apathiques, retrouver en deux mois à Lacaune, avec la plénitude de leur santé, toute la charmante ar-
deur de leur âge. Toutes les affections liées au lymphatisme,
tous les états caractérisés par un degré d'épuisement des forces ou d'appauvrissement du sang, la croissance trop rapide, la
convalescence des maladies graves, sont combattus et promptement guéris par un séjour de deux mois à Lacaune et l'u-
sage des eaux en boisson, bains et douches. La *source Rouge*
rend dans ce cas les plus grands services. L'emploi de cette
eau, ainsi que celle de *Bel-Air*, pour les traitements hydrothérapiques, triomphe rapidement de l'incontinence d'urine chez

les enfants, état très-rebelle que nous avons vu plusieurs fois guérir à Lacaune, alors que tout autre traitement était resté sans effet. A la puberté, les mêmes influences agissent puissamment pour favoriser l'établissement de la menstruation.

Enfin nous ne saurions trop recommander Lacaune aux mères désireuses de reconstituer le tempérament affaibli de leurs enfants. Elles pourront ainsi combattre le lymphatisme, cause de tant de désordres organiques, précurseur de la scrofule, et trop souvent suivi de la phthisie tuberculeuse.

Sans doute les bains de mer sont d'une puissance extrême et d'une grande utilité chez les enfants et chez tous les sujets scrofuleux ou lymphatiques. Leur action est souvent plus rapide et plus énergique que toute autre ; mais tous les tempéraments peuvent-ils les supporter ? Plusieurs fois on a vu revenir à Lacaune nos jeunes malades surexcités, privés de sommeil et d'appétit ; ils ont quitté la plage, obligés de suspendre un traitement qui les irrite. A Lacaune, toutes les fonctions vitales sont réveillées, mais non surexcitées. La thérapeutique thermale est favorisée par l'influence de ce climat stimulant. Il provoque un appétit que les eaux entretiennent et que les ressources locales permettent de satisfaire de la manière la plus abondante et la plus variée.

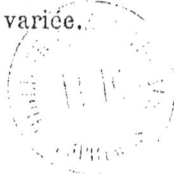

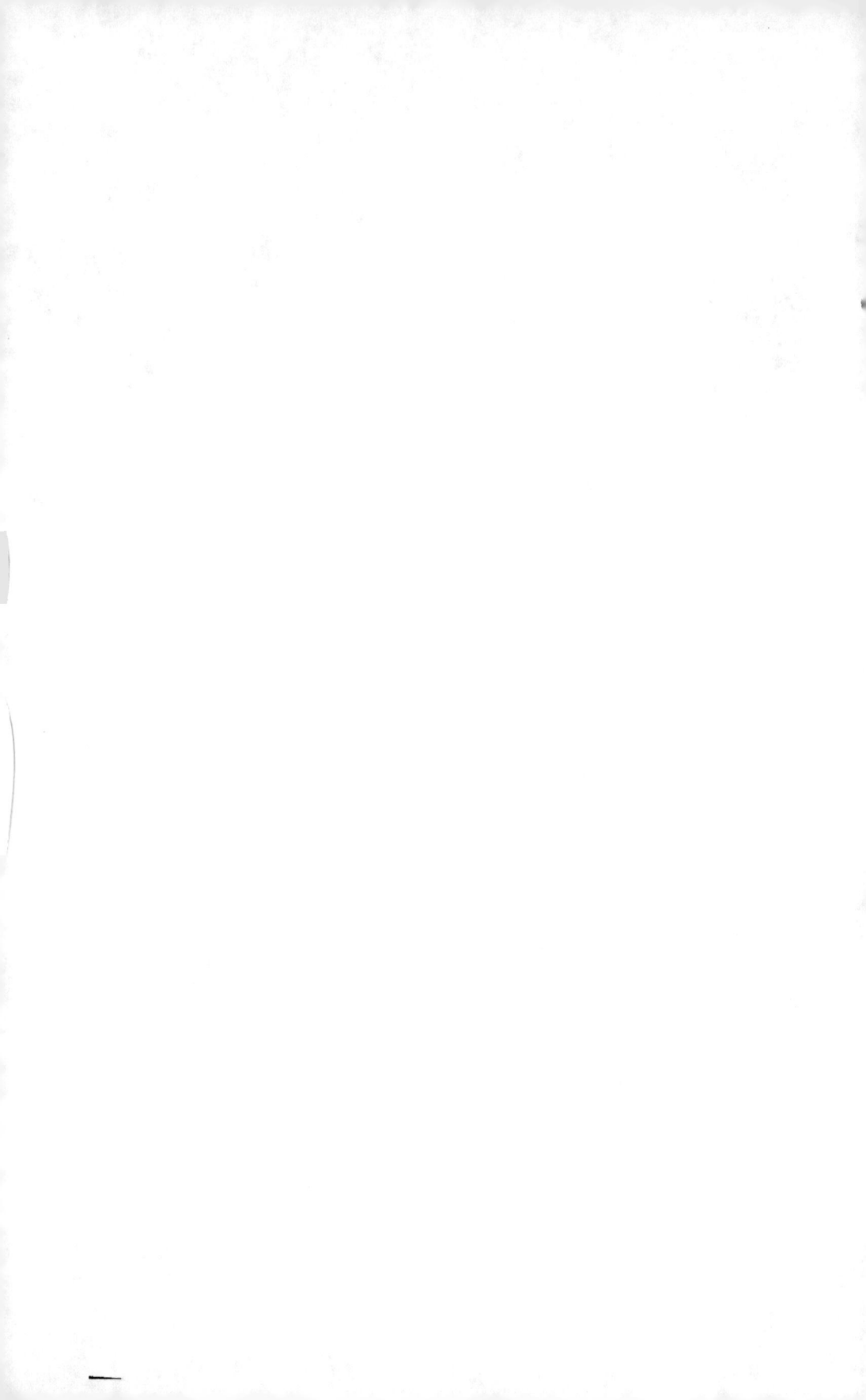

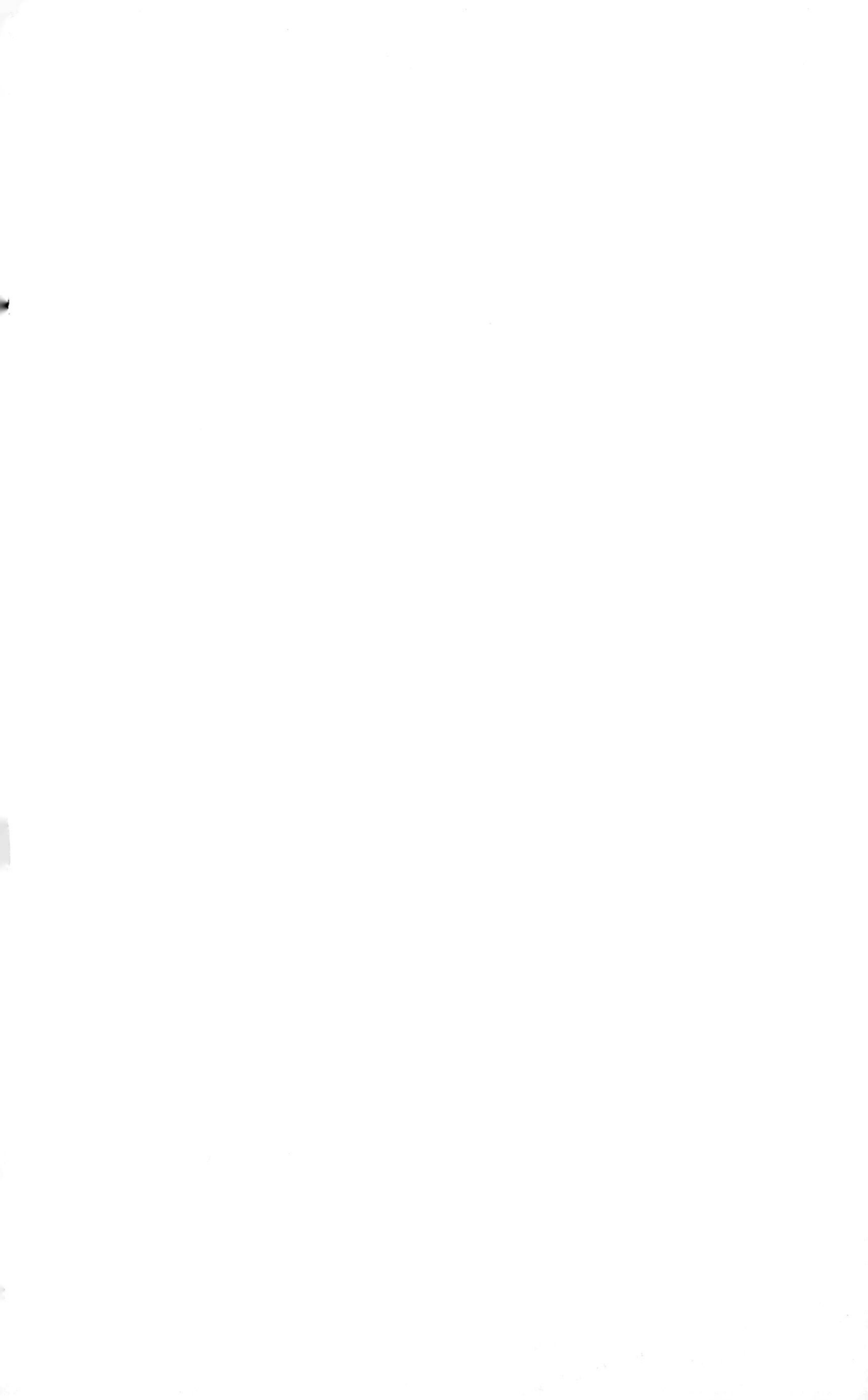

www.ingramcontent.com/pod-product-compliance
Lightning Source LLC
Chambersburg PA
CBHW030930220326
41521CB00039B/1830